癢・痛・感染 STOP!

皮膚專科醫師傳授 50 堂健康課

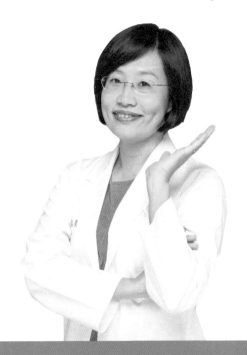

- 台灣皮膚科專科醫師
- 懿聖皮膚科診所院長 游懿聖 醫師 著

【 癢、痛、感染 STOP！
皮膚專科醫師傳授45堂健康課 】 暢銷增訂版

Part 1
特定部位的皮膚病

第一章

好發在頭部的皮膚病

只要不再拔頭髮，就能告別拔毛癖！

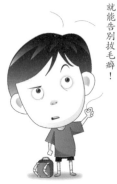

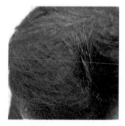

▲圓禿 P.23

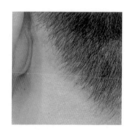

▲雄性禿 P.27

▲頭皮脂漏性皮膚炎 P.39

使用新的保養品時，試擦在上手臂內側，確認是否會過敏！

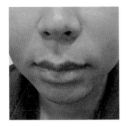

▲酒糟 P.55

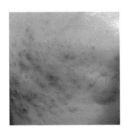

▲青春痘＆粉刺 P.57

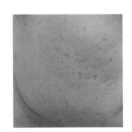

▲凹洞痘疤 P.84

Part 1
特定部位的皮膚病

第三章

好發在 **手**、**腳** 的皮膚病

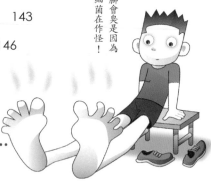

腳會臭是因為細菌在作怪！

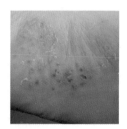

▲汗皰疹 P.104

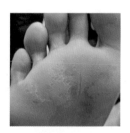

▲足蹠蠹蟲症 P.125

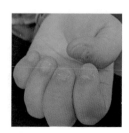

▲短甲 P.141

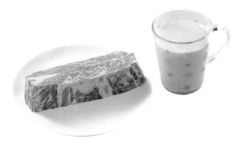

帶狀皰疹飲食沒有特別禁忌，牛奶、雞蛋、海鮮、肉類，不會過敏的都可以吃

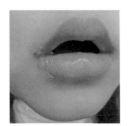

▲唇皰疹 P.152

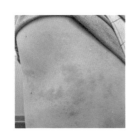

▲帶狀皰疹 P.158

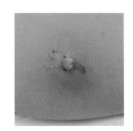

▲疔瘡 P.165

第五章

會癢的皮膚病

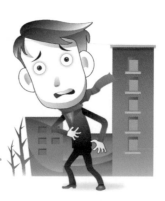

冬天氣候乾燥
容易好發冬季癢

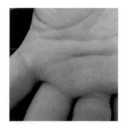

▲濕的濕疹 P.182

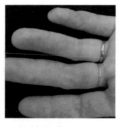

▲乾的濕疹 P.182

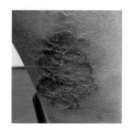

▲冬季癢 P.218

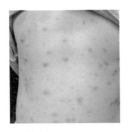

▲水痘 P.229

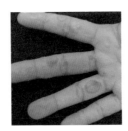

▲藥物疹 P.234

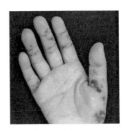

▲皰疹型濕疹 P.250

◎**邱品齊** 醫師（美之道皮膚科診所院長）

衛教是「醫學」也是「文學」

　　醫師對於民眾的衛教，應是最基本的能力，靠的是醫學的根基；也是最進階的挑戰，靠的是文學的底蘊。

　　「衛教」是「衛生教育」的簡稱，其意義是在藉由改變民眾的知識、態度和技能，以影響其採行、維持或改善、促進健康的行為。所以簡單來說，醫療衛教本來就是醫學的一部份，更是醫病關係中相當重要的一環。

　　但由於醫學知識常常過於艱澀繁雜，如何能夠藉由專業的經驗與細膩的思緒，搭配知性的筆觸與生動的文字，讓民眾不但可以獲得正確觀念還能夠印象深刻，這真的需要強大的功力才有辦法做到。

　　自己在皮膚保養化妝品衛教部落格寫作的路上已有十多年歷練，深知這真的是不容易的事，但每次當我看到游懿聖醫師的衛教文章，感覺就像閱讀散文小品，總是令人怡然自得回味無窮、一切盡是信手拈來，渾然天成。

　　這次游懿聖醫師願意將相關文章集結成書，真的是天大的好消息，我很開心也很樂意有這機會幫新書撰寫推薦序，也希望之後會有更多的皮膚科醫師投入這領域，一起藉由衛教知識的傳遞，讓大家的皮膚可以更健康、更幸福、更美麗。

　　本文作者為：幸福美肌學院部落格　社群版主
　　　　　　　　美之道皮膚科診所院長
　　　　　　　　前中國附醫國際醫療美容中心主任
　　　　　　　　前台大醫院雲林分院皮膚部　美容中心主任

◎**徐嘉賢** 醫師（黑眼圈奶爸 DR.）

深入淺出的實用工具書

皮膚科是所有專科中，最不容易掌握的專科之一。很多疾病的外觀看起來都很類似，有太多太多的細節，連其他科的醫師都不容易判斷及理解。

我跟游醫師是大學同學，游醫師是班上名列前茅的學生，而我則是吊車尾的小混混。游醫師每次上課，都是坐在前三排的位子，用心聽教授們講課。但是我呢？則在教室外面的籃球場和同學們鬥牛或者在咖啡廳放空。

這樣優秀的同學，居然願意跟我在大學實習課程中同一組。令我非常印象深刻的是，游醫師無論在哪一個專科的實習期間，都有出類拔萃的表現，每一科的主任，都想挖角的實習醫師。而小弟則是被學長姊們在臨床討論會中被電爆罰站的人肉沙包。

上面這一段話，除了看得出來游醫師非常優秀以外，也看得出她是一位胸懷若谷的大好人，沒有用白眼來看待吊車尾的我，我一直心存感激。

　　而游醫師是天生就是吃皮膚專科這行飯的專家，有跟她一起共事過或有給她看過診的患者，都知道她是一位很有耐心，而且判斷非常準確，心思非常細密的醫師。

　　在各個皮膚科細項領域，都非常在行。我曾經請教過她許多兒童皮膚、異位性皮膚炎、脂漏性皮膚炎、傷口護理等等的觀念，她都可以有條有理、如數家珍地解說給我聽。我一邊聽，居然完全沒有以往一樣「發呆流口水」，聽完她的解說後，只有一個字形容「懂」！

　　所以得知她要出一本有關皮膚科的書籍，簡直是大家的福音。游醫師把很多臨床經驗、教科書的金科玉律、最新期刊的研究發現，以及她的祕招心得濃縮在一起，分門別類，以生活化及淺顯易懂的方式，呈現給大家。讓各位能夠深入淺出，了解常見的皮膚疑難雜症。

　　無論是大人的禿頭、青少年的青春痘、兒童的常見皮膚疾病，到各位都很害怕的蜂窩性組織炎等常見問題，都有明確而且一看就懂的解答。這是本無論是家長、自己有需要、或者其他非皮膚科醫師的醫療人員，都非常值得各位放在床邊的一本實用工具書，誠摯推薦給大家。

◎**劉育志** 醫師（照護線上總編輯）

用文字引領讀者進入皮膚科的世界

初次見到游懿聖醫師的網誌時，著實讓人眼睛一亮、如獲至寶，爬著一篇又一篇的文章實在欲罷不能。

游醫師用溫暖的敘述娓娓道來，將原本拗口生硬的醫學知識變得入口即化、好讀好懂又好看，讓大家可以抱著閱讀散文的心情來閱讀扎扎實實、條理分明、有憑有據的實證醫學，此等功力非常不簡單。

長時間的專業訓練經常會讓醫師在不知不覺中寫出很像教科書的文章，雖然內容飽滿，但是對讀者來說卻跟天書沒有兩樣，翻個幾頁就頭暈腦脹、昏昏欲睡，而落入寫得很費力、讀得很沒力的窘境。

游懿聖醫師憑藉豐富的臨床經驗，以細膩的巧思與文筆，引領讀者走入皮膚科的世界，替大家解答生活上各種常見的困擾。標題生動、

內文精彩，總能讓人感到很溫馨、很安心，穿插其中的鄉民哏教人不禁莞爾。雖然沒有浮誇的花言巧語或煽情聳動，游醫師的文章依然能在網路上受到持續且大量的關注，並產生長期、深遠的影響。

　　無所不在的網路已經是大多數人獲得資訊的主要管道，然而網路上卻流竄著大量「偽健康文」，散播著似是而非、甚至有害的觀念，經常讓醫師搖頭，也讓民眾無所適從。

　　相信游懿聖醫師的文章能夠替我們注入更多正向的力量。每天上網時，我總是期待見到游醫師的貼文，迫不及待能見到下一篇文章，而現在，我更迫不及待翻閱這本新書！

◎**謝文憲** 知名講師、作家、主持人

助人皮膚美，懿聖心更美

懿聖、游院長、游醫師，無論您如何稱呼她，她是我在寫作班、演講班、簡報班的學生，與其說我們是師生關係，倒不如說我們比較像是朋友關係，關於學習，自我要求甚嚴的她，我真的沒什麼可以指導她的。

「說出影響力」課程結束後

長達 2.5 個月的「說出影響力課程」天堂路磨練，懿聖拿到了拔尖的成績，過程中的努力我不多言，我想提提課後發生的兩件小事。

懿聖說：「兩週後我有個針對保母繼續教育的課程，時間三小時，人數 250 人，場地是大型演藝廳，有舞台，學員有椅子沒有桌子的那種。三小時的課程，我預計切成上下兩場，上半場上課 60 分鐘，中場休息 20 分鐘，下半場同上半場。我的問題是，上課內容關於嬰幼兒的皮膚疾病，除了有獎徵答增加互動，減少睡著或滑手機的比率外，能不能

請您給我一些建議呢？第一次接這麼多人的場子，有點擔心！」

我們來回做了多次討論，我還打了通電話給她面授機宜，十天後，我收到了她的回覆：「剛剛完成三小時的課程，我採用您的建議，上半場講自己的故事約十分鐘，下半場講一個相關的小故事也是十來分鐘，用分組計分的方式進行，現場反應非常熱烈，沒有人睡著或滑手機，每次問到問題時，果然聽眾都興致高昂的回答，憲哥的經驗，與上課教我們的講故事、時間軸、轉折、兩個情形、停頓，我都有用上，全場觀眾最聚精會神的時候，就是講故事的時候，今天講完後，感覺自己功力又更上層樓了，非常謝謝您的教導。」

她對每一件事情的用心，尤其是跟皮膚科衛教有關的事，精益求精，令人感佩。

另一件事是去年一場我在高雄的演講，她銜命來站我的台，我請她跟兩百位現場觀眾分享有關取捨的小故事。她提到了幾年前舉家赴美工

作，在家庭與事業間的取捨與點滴，演講前，她非常謹慎的錄了好幾次的聲音給我，要我給她意見。我告訴她：「懿聖，簡單說說就好啦，不要花這麼多時間準備，我擔心您太忙，這麼做不值得。」

懿聖也回應我：「沒有什麼值不值得，能在高雄鄉親面前分享我的心路歷程，再辛苦都值得啦，對了憲哥，我可以講到我的診所名稱嗎？」

「當然可以」，我回答。

該場演講連同另外七位站台講者，串接成一場絕妙的大隊接力賽，而懿聖在其中扮演的，正是畫龍點睛的神奇角色。

其實我跟她的互動還不只這些，還包含她擔任「說出影響力」九班輔導長、第四屆「說出生命力」輔導長，以及在專業簡報力的精采呈現，她拿到出版社合約時跟我分享的喜悅，我的確很欣賞她，尤其是她低調、不搶功、鴨子划水、神來一筆的努力與堅持，懿聖這個人跟她寫這本書一樣：實在、有料。

皮膚科是她的專業，衛教是她的使命，她心地善良、樂於助人，無論透過診間、文字、直播，我都願意助她一臂之力，您會喜歡這本書的，誠摯向您推薦。

日常小事，皮毛大事

◎游懿聖

　　我是個皮膚科醫師，我另外還擁有三個身分，我是兩個孩子的媽媽，一間診所的院長，同時也是百萬部落客。這三個身分當中，我最喜歡第一個身分「媽媽」；第二個身分「院長」，雖然讓我嚐盡了苦頭，但是卻非常值得；第三個身分百萬「部落客」，則是到目前為止，我做過最困難的事。

　　皮膚科醫師不是只會幫貴客打雷射，也不是只要看懂皮膚病就好，我們的皮膚是身體最外層，直接承受外界刺激，因此皮膚病的表現，除了原本的病樣外，還要考慮到當地氣候、患者生活型態、有沒有抓或擠、有沒有自己擦過藥，這些因素都會影響到皮膚病的外顯症狀。

　　皮膚病的外觀變化很大，同一種病可以乾到脫皮，也可以濕到起水皰；皮膚病的涵蓋範圍很廣，從頭髮、頭皮，到手指甲、腳趾頭，都會發生特有的皮膚病。因此，我在問診的時候，常常連患者用的洗髮精、洗面乳；身上穿的內衣、腳上穿的鞋襪，這些日常生活的小事，

通通都要干涉,任何的日常小事,可能都與皮膚病息息相關。

　　有些皮膚病,是不會痊癒、反覆發作的慢性疾病,因此在看診時,要讓患者了解疾病的誘發因子,盡量去避免這些誘發原因,才會讓皮膚病控制得宜。而有些情況,是心理因素導致皮膚病一直發作,這個時候,我也會提醒患者,認清自己的情緒,積極面對問題,同時尋求協助,才能讓皮膚病從根源得到控制。

　　由於在診間一而再、再而三的反覆提醒患者,時間一久,他們還是會忘記,因此我把這些每天在診間提醒患者的事,寫成文章,發表在我的部落格上。沒想到,這些看起來枝微末節的皮毛小事,竟然引起廣大的迴響,我的部落格開張一年多後,就突破一百萬次點閱,也讓我喜孜孜的幫自己多個稱號:百萬部落客。

　　回想起來,我開始經營診所、寫部落格、到現在出書,都是這短短三年之間的事,能夠在中年經歷這一場收穫豐富的大冒險,其實要感謝很多人的幫忙,首先是照護線上創辦人劉育志醫師,因為他的提點與賞識,讓我開始提筆寫皮膚病相關文章;其次要謝謝幫助我架構部落格的新思惟國際創辦人蔡依橙醫師,以及我的演講教練謝文憲(憲哥),簡報教練王永福(福哥),沒有這些厲害的角色,就不會催生出我的奇幻旅程。還有要感謝原水文化的小鈴總編、瀞文編輯,幫我理出脈絡,一字一句的幫忙編排、校稿。

　　能夠出書,絕對是我人生的一件重大事件,當然也是一大樂事,我想把這份喜悅分享給我的家人,謝謝他們陪伴我度過人生每一次的奇幻旅程,因為有他們,每一段旅程,都充滿喜樂與幸福。

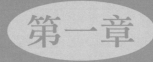

好發在
頭部的皮膚病

- 掉髮、禿髮，大不同！
- 頭髮掉不停好困擾！
- 為什麼我的頭髮容易斷裂？
- 惱人的頭皮屑該如何是好？
- 思念引起的脂漏性皮膚炎
- 不抓才會好的頭皮癢疹

第 1 堂

掉髮、禿髮，大不同！

特定部位

無特定部位

人人都有三千煩惱絲，頭髮因為每天都看得到，洗頭、梳頭的時候如果合併大量落髮，更是讓人心慌。因此皮膚科門診，有一部分的患者，是因為落髮問題來求診。

📁 是掉髮，還是禿髮？

有落髮困擾的，診斷第一步需要釐清的就是：是掉髮，還是禿髮？

掉髮，指掉頭髮的數量、頻率上升；**禿髮**，則是特定部位掉髮後，讓原本被頭髮覆蓋的頭皮，直接裸露出來。

有的掉髮，雖然掉的數量教人心慌，卻不會導致禿髮；而幾乎所有的禿髮，都經歷了掉髮的過程，只是過程、部位、型態各有不同。

皮膚科醫師會根據頭皮有無發炎病灶、頭上殘留頭髮的分布位置與型態、皮膚鏡下有無毛囊開口，大致區分出落髮的原因。

在患者檢查前，我都會先問患者：

「你覺得最近掉髮量變多了，還是髮量明顯減少很久了？」

「頭皮有哪一塊明顯裸露出來嗎？」

透過這樣簡單的目視、問診，通常就可以區別出掉髮與禿髮。

圓禿

　　圓禿，也就是俗稱的**鬼剃頭**，臨床表現很有特色，就是突然掉了一塊頭髮，像是拼圖少了一塊，一樣的明顯。由於發生的部位可以在頭皮的任何部位，單一一塊禿髮的面積也不大，所以圓禿患者初期往往自己沒有感覺，通常是家人、或是洗頭的小姐翻開頭髮時才意外發現。

　　圓禿的表現很多元，輕症的只有一小塊頭髮缺失，嚴重的可能會超過一半的頭髮，都在短時間內紛紛掉落，甚至整頭頭髮都掉光（Alopecia totalis）；最嚴重的圓禿，是連眉毛、腋毛都跟著脫落（Alopecia universalis）。

　　圓禿的病因，是體內的淋巴球，攻擊毛囊，造成掉髮；目前的觀念，認為圓禿比較偏向自體免疫的疾病，所以圓禿的患者，有時會建議抽血，排除其他嚴重的自體免疫疾病。

　　大部分的圓禿，屬於自限性，就是時間到了，自己會好，一般需要六個月到一年的時間，原先禿掉的頭皮，會慢慢長出新生的頭髮。然而，看到突然禿掉的一塊頭皮，會造成心理上很大的震撼，所以大部分圓禿的患者，都會希望積極治療。

　　有效的治療很多，輕微症狀的圓禿，可以採用局部注射皮質酮、塗抹類固醇、塗抹雄性禿生髮劑（Minoxidil）；掉髮面積很大的圓禿，則會多加上免疫刺激療法、照射特定波長的紫外光；少部分病程來勢洶洶的圓禿，也會建議住院施打靜脈內高濃度的皮質酮，以期得到最好的疾病預後。

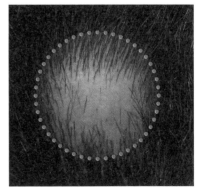

▲輕微症狀的圓禿，可以採用局部注射皮質酮、塗抹類固醇

➕ 拔毛癖

　　拔毛癖，顧名思義，就是自己去拔頭髮造成禿髮。拔毛癖好發在學齡兒童，這其實是心理壓力，導致患者一直去摳頭、拔頭髮。

　　要診斷拔毛癖並不難，拔毛癖造成的禿髮有特有的型態，皮膚鏡檢查下，也有蛛絲馬跡可以讓醫師辨認出來，然而拔毛癖困難的地方，在於讓患者知道，這是他自己造成的禿髮。

　　如果直接問患者：「**你有沒有常常拔頭髮？**」基於防衛的心理，就算有也會回答說沒有。因此遇到這種情形，技巧性的詢問：「**孩子的座位附近、枕頭上，有沒有很多頭髮？**」如果有，爸媽才比較能接受這個診斷。

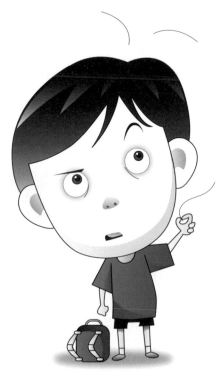

▲只要不再拔頭髮，就能告別拔毛癖

學齡兒童，壓力的來源，除了學校之外，往往是家人殷切的期望、對自己的要求等，無形中造成的壓力，所以，針對拔毛癖的孩童，與爸媽詳實懇切的溝通，減輕小患者內心的壓力，才能有效抑制拔毛的動作再次發生。對於拔毛的主角，我通常只會輕描淡寫的帶過：「**不可以常常摳頭喔！**」這時，小患者往往會與我交換一個眼神，一切盡在不言中。

大人的拔毛癖成因也跟孩童一樣，因心理壓力而導致自己反覆搓揉、拔掉頭髮造成的，只要患者本身有意識到，停止拔毛的動作，通常拔毛癖就可以不藥而癒。

只要不再拔頭髮，拔毛癖就會不藥而癒，所以拔毛癖的治療方式，反而是讓患者、家人有認知，解決壓力問題，不要讓頭髮變成宣洩壓力的出口，才能治療成功。

介紹了兩種最常見的禿髮疾病，有落髮困擾者，記得找專業的皮膚科醫師診治。

專科醫師的貼心叮嚀

圓禿

- 會看到一小塊光禿的頭皮。
- 小範圍的圓禿自己會好，超過頭皮一半範圍的圓禿，要積極治療。

拔毛癖

- 拔毛癖不分年齡，是因心理壓力造成，好發在學齡兒童。
- 減輕壓力來源，不再拔頭髮，拔毛癖就會痊癒。

頭髮掉不停好困擾！

落髮可先分為掉髮或是禿髮，差異在於掉髮通常不會看到一整片光禿禿的頭皮，禿髮則會。

➕ 休止期落髮

　　有一位 30 歲的女性，最近兩個月，發現掉髮的數量明顯增加，髮量也感覺比以前少很多。仔細詢問病史後發現，她在開始掉髮前三個月左右，曾經刻意節食減肥。皮膚鏡檢查下沒有明顯病灶，同時有新生髮出現。根據這些原因，歸納出她的煩惱是休止期落髮。

　　所謂**休止期落髮**，是因為身體在短時間內，突然有重大的變異，如手術、住院、生產、生病、心理創傷、節食等原因，讓大量頭髮一起進入休止期。

　　進入休止期的頭髮，並不會立刻掉落，而是在三到四個月間，毛囊由皮膚深層，慢慢移行到淺層，最後自行脫落。反應在臨床上，就是在短時間內，發現頭髮突然掉落很多。

　　典型的例子，就是生產完後三到四個月間，媽媽們會發現頭髮突然掉很多，原來濃密的秀髮，變得稀稀疏疏的。幸好，這種落髮，並不會造成一塊頭髮不見，也就是說，不會造成禿頭，頂多只是讓局部

的頭皮變得隱約可見而已。

　　休止期落髮，大多在六個月內會自行恢復，如果掉髮的現象持續超過六個月，則會建議患者抽血，排除一些系統疾病，像是缺鐵性貧血、甲狀腺疾病、自體免疫疾病等等。

　　在等待掉髮恢復的期間，我通常會讓患者做一項回家作業：**數掉落的頭髮量**。曾經有人統計過，一個人一天掉一百根頭髮，都是正常的。然而，這是一個可供參考的統計數字，並不能代表所有人都適用此數字。

　　所以有休止期落髮的人，我會請他們數掉落的頭髮量，一個星期數一次就好，這樣才會了解自己掉髮的情況，是越來越改善，還是越來越糟糕。

　　針對休止期落髮，其實不需要額外治療，在新生頭髮還沒長齊的時候，確實會有一段參差不齊的過渡時期，等到新生髮已經補足了之前掉落的部分，髮量就會恢復以前的狀態。

雄性禿

　　有位 40 多歲的男士，頭髮稀疏的現象，其實已持續好幾年了。起初他不以為意，只覺得照鏡子時，頭皮變得比較明顯。偶然有一次，低下頭穿鞋的時候，一旁的太太才驚呼：「你的頭髮怎麼變這麼少？」這才發現，掉髮已經造成困擾。這種類型的落髮就是**雄性禿**。

　　而雄性禿只有男生才會有嗎？不！女生也有雄性禿，只是女生的雄性禿，不叫雄性禿，而是**女性型禿髮**。

　　雄性禿是遺傳、體質造成的一種緩慢進展的掉髮，因此掉髮的數量並不會在短時間內明顯增加。不同於休止期掉髮，掉的是長長的、粗粗

的頭髮，雄性禿的掉髮，大多是細細的、短短的掉髮。

雄性禿有它典型的分布位置，通常在頭頂的地方多。有的人會發現，前額髮線有逐漸往後移的情形，這也是雄性禿的特色。值得注意的是，即使雄性禿已經嚴重到頭頂都已一片光亮，然而在靠近後頸位置的頭髮，往往不受影響，還是一樣濃密。

雄性禿的發生原因，主要還是遺傳性的體質，加上雄性素的影響。在詢問家族史時，不要忘記母系的遺傳，像是媽媽、舅舅、外公那邊，有沒有人也有類似的掉髮情形，其實媽媽那邊的影響，往往會大過爸爸這邊的遺傳。

雄性禿屬於一種緩慢進展的掉髮，會隨著時間，越來越嚴重，越早開始治療，效果越顯著。

初期的雄性禿，只會掉髮，不會禿髮；如果掉髮一直進展，確實也會變成禿髮，一旦頭髮掉到看見光亮的頭皮，毛囊開口都找不到的時候，治療的選擇與效果就會差很多。

近幾年來，雄性禿的治療也有著長足的進步，外用的雄性禿生髮劑（Minoxidil）、口服雄性禿藥物（Finasteride、Dutasteride），都是經過大規模實驗驗證後，有效的治療。

然而，頭髮有生長週期，所以這些外用藥、口服藥，實際影響到毛囊，刺激毛囊再生成又粗又長的頭髮，往往需要六個月以上。想評估療效，至少需服藥、擦藥一年以上，才能見到頭髮變得茂盛。

由於雄性禿是個人體質造成的落髮，雄性素又是正常身體會產生的荷

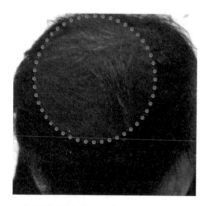

▲初期的雄性禿，只會掉髮，不會禿髮

爾蒙，因此有雄性禿的患者，一旦中斷治療，大約三到六個月，本來長出來的頭髮，又會慢慢脫落，回到治療前的狀態。然而雄性禿，並不會因為停止治療，而惡化掉髮，讓頭髮反而掉得比治療以前更多。

有些希望短期內看到治療效果的患者，可以選擇其他的合併療法，像是植髮、雷射、照光等等，不論選擇哪一種合併療法，外用的 Minoxidil 以及口服的 Finasteride、Dutasteride 都仍須繼續使用，才能讓雄性禿不再繼續惡化。

專科醫師的貼心叮嚀

- **休止期落髮**不會禿頭，只是髮量會減少。針對休止期落髮，其實不需要額外治療，自己會好。
- **雄性禿**是緩慢進展的落髮，嚴重的雄性禿才會禿頭。目前已有多種有效治療，但需長期使用。
- 休止期落髮、雄性禿、圓禿比較：

	休止期落髮	雄性禿	圓禿
原因	身體在短期內有重大變異，如手術、生產、節食等	遺傳、體質造成緩慢進展掉髮，再加上雄性素影響	體內淋巴球攻擊毛囊屬於自體免疫疾病
掉髮情況	掉的是長長、粗粗的頭髮	掉的頭髮大多是細細且短短的	短時間內，從掉一小塊掉髮到超過一半的頭髮都有可能
治療	不需額外治療，新生髮長齊後就會恢復	可使用內、外用的雄性禿治療藥物	注射皮質酮、塗抹雄性禿生髮劑、照射特定波長紫外光等，依圓禿的症狀輕重進行治療

為什麼我的頭髮容易斷裂？

關於頭髮會斷裂的原因，其實相關的疾病實在多如牛毛，而且
很多都跟遺傳有關，這些遺傳的疾病，髮幹會有非常特殊的變
化，有的頭髮會像珠珠、有的像竹節、有的像緞帶一樣會扭轉。

　　頭髮是個很有意思的皮膚附屬器，頭皮是活的，頭髮是死的，而
活著的頭皮會影響長出來的頭髮，死掉的頭髮也會因為環境因素產生
變化。頭髮從頭皮的地方就不見了，叫作**掉髮**，如果頭髮連著頭皮的
髮根還在，然而頭髮卻斷掉了，叫作**斷髮**；當斷髮的數量很多時，頭
髮的整體數量減少，會讓人誤以為是掉髮，其實，斷髮跟掉髮，是完
全不一樣的情形。

　　關於頭髮會斷裂的原因，其實相關的疾病實在多如牛毛，而且很
多都跟遺傳有關，這些遺傳的疾病，髮幹會有非常特殊的變化，有的
頭髮會像珠珠、有的像竹節、有的像緞帶一樣會扭轉。

　　我們先跳過這些連皮膚科醫師都要查圖譜，才能分得清楚的遺傳
疾病，本篇主要來看看跟遺傳無關、跟環境有關的斷髮。

📇 斷髮也可能因為是頭癬？

皮膚科醫師中，喜歡欣賞世界名畫的人很多，其中又以臉部特徵明顯的人物畫最受青睞，因為皮膚科醫師們可以從畫中的蛛絲馬跡，猜出主人翁本身有的皮膚疾病。頭癬當中，我第一個想到的，就是來自民間的臭頭皇帝朱元璋，他小時候因為家境貧寒，衛生環境很差，自己描述自己的皮膚很癢、頭髮掉落，雖然沒有實際照片可供佐證，但是我想，舉臭頭皇帝的例子來描述頭癬，大家一定會印象深刻。

頭癬就是頭皮長黴菌，頭皮之所以特別，在於頭皮上面有頭髮，所以頭癬不只頭皮有變化，最常被發現的原因其實是頭髮斷裂、掉頭髮。

頭癬引起的斷髮，會讓頭髮在剛出頭皮的地方就斷掉，因此也會合併掉髮、進而讓一整塊頭皮都變得顯而易見。

除了頭髮斷掉之外，頭皮也會有變化，這些表現很多樣，可以很極端的紅、腫、化膿，也可以只有輕微的脫屑及掉髮，這些都跟引起頭癬的致病菌不同有關。發生在兒童身上的頭癬，比較常由寵物身上傳染得來，來自動物的黴菌，會引起較強的發炎現象，因此常見到小朋友頭上掉頭髮的地方腫了一包，上面遍佈著小膿皰，有時候還會流湯、流水，這是典型動物來源頭癬的表現。

頭癬不只好發在兒童身上，成年人也會發生，而且好發在中年女性，根據一份台灣在地的流行病學研究，台灣地區中年婦女的頭癬似乎跟在美髮院共用梳子有關。不同於兒童的頭癬，發在成年人的頭癬，通常症狀很輕微，往往只有輕微的頭皮屑、局部頭髮斷裂、落髮，癢或是痛的症狀都不明顯。診斷成年人的頭癬，對皮膚科醫師來說，也是一大挑戰，通常需要皮膚鏡、顯微鏡佐證，才能確定診斷。

頭癬很好治療，口服藥四週到六週左右，病灶就會清除，頭髮也會長回來，除非是發炎反應太強的頭癬，不然治療後通常不會留下疤痕。

✚ 為什麼燙染後容易掉髮呢？

有時候梳頭，會發現斷髮或掉髮，其實可能都是因為外因性的傷害所造成的。在我剛上大學的那個暑假，決定把長長直直的頭髮，燙成像雜誌上那種浪漫的大波浪捲髮，於是我在美髮院坐了三個多小時，當天晚上，在殘留的藥水味中，我滿心歡喜地想要迎接美麗的捲髮人生。然而，並不是燙完以後，隔天起床頭髮就會像雜誌上的照片，那麼柔順自然有彈性，美髮師一再的交代我：「這個回去自己要吹喔！」

都考上大學了，吹頭髮有什麼難？於是我信心滿滿的買了電捲棒、套在吹風機上的烘罩，還買了專用吹風機，準備大展身手。每天洗完頭，我就會站在鏡子前面，先烘頭髮烘個五分鐘，再依照美髮師的指示，把頭髮一縷一縷的捲起來吹乾；有時候心血來潮，還會用電捲棒，一區一區的另外加熱頭髮，就是為了想擁有蓬鬆飄逸的捲髮。

過了幾個月，我覺得髮色太沉，如果染一下頭髮，看起來會更飄逸有型，於是我又去美髮院坐了三個小時，想要自己的頭髮，變得跟電視上的明星一樣。在我這麼努力的吹、整頭髮下，我的捲髮真的看起來很漂亮，也因而沾沾自喜，怎麼知道，在一次用完電捲棒後，我用手撥一下頭髮，竟然發現手上有一整撮長長的頭髮，原來是我的頭髮斷掉了！

頭髮是死的，主要成分是角質，雖然角質是死的，但是當外在環境一再的刺激，超過角質所能承受的範圍時，就會傷害頭髮，甚至讓頭髮斷裂。常見的外因性傷害包括：反覆用力的梳頭髮或是由髮根逆向到頭皮的強力刮梳、長時間綁著很緊的馬尾、常常用加熱器、電捲棒加熱頭髮、反覆燙髮、染髮等，都會造成頭髮的斷裂或是分岔。

很多女生都有頭髮分岔的困擾，其實頭髮分岔，就是一種頭髮斷裂，只是斷裂的方向不同。如果外在刺激很強，頭髮橫向截斷，形成**斷髮**；如果外在刺激沒那麼強，讓頭髮不至於斷裂，但是卻受傷了，形成頭髮

縱向斷裂，就是**分岔**。

　　造成分岔的原因也很類似斷髮，幾乎都是外在的刺激，超過頭髮可以承受的範圍而導致。髮質脆弱的人，更容易受到外在刺激的影響而造成分岔，常常聽到染完髮後就容易分岔，就是因為染髮劑需要打開頭髮角質的鍵結，才能讓顏色滲入，打開鍵結這個步驟會讓髮質受到破壞，因此就更經不起環境刺激，而變得容易分岔。

　　有過這次經驗，我學會善待頭髮，**盡量避免反覆的加熱造型、頻繁的燙髮、染髮，吹頭髮的時候溫度不要設定太高，也不要一邊用熱風吹，一邊用力拉頭髮。**

　　除此之外，如果髮質本來就很細軟的民眾，或是正在接受標靶治療、正在吃口服Ａ酸，而讓頭髮髮質改變的患者，洗頭的時候可以先用溫水稀釋洗髮乳，不用燙水洗頭，洗頭的時候溫柔一點，吹頭的時候調成冷風，出門記得戴帽子保護頭髮，都是減少外在刺激的好方法。

專科醫師的貼心叮嚀

頭癬

- 會使頭皮有變化，頭髮也會斷裂、掉髮。

- 小孩跟大人的表現差很多，好發在成年人的頭癬，通常症狀很輕微，但是都不難治療。

頭髮斷裂

- 最常見的是外在環境刺激造成。應避免反覆燙染、過度吹整、刮梳頭髮造成頭髮斷裂。

- 細軟髮的民眾，建議用溫水、不用燙水洗頭，吹風機用冷風，出門戴帽子，可以減少刺激，保護頭髮。

惱人的頭皮屑該如何是好？

到底為什麼會有頭皮屑？頭皮屑是病嗎？需要治療嗎？用什麼洗髮精有差別嗎？這些問題，門診時幾乎天天都會被問到，讓我來一一解答。

冬天來臨，換上深色的冬衣，頭髮輕輕一撥，不帶走一片雲彩，卻在外套上灑下雪花片片。惱人的頭皮屑雖然一年四季都會發生，然而冬天特別容易有頭皮屑，加上冬天的衣物顏色偏厚重，讓白色的頭皮屑更形明顯，明明剛洗完頭，卻灑下片片頭皮屑，讓人很是懊惱。

到底為什麼會有頭皮屑？頭皮屑是病嗎？需要治療嗎？用什麼洗髮精有差別嗎？

為什麼會有頭皮屑呢？

皮膚是人體身上最大的器官，而這個器官，因為部位不同，有著很大的差異。在臉上的皮膚細緻而光滑、在腳底的皮膚粗厚又有特殊的紋路；即使同樣是毛髮，頭髮與體毛，不論長短、粗細、生長週期，都大不相同；這些不同部位的皮膚，有一個相同的特色就是：都會脫皮！

藉由基底層的更新，角質層的脫落，人體的皮膚是一直在生長的，正常的皮膚細胞死亡，是微量的角質細胞剝離，並不會讓人察覺。然而，當皮膚處於發炎狀態、或是快速更新時，大量的皮膚細胞死亡，形成不成熟的角質細胞，有的剝落了，有的還黏在皮膚上，就會形成皮屑，也就是我們常見到的脫皮。

還來不及脫離的皮屑黏在臉上、手腳叫做脫皮，發生在頭皮上時，就是我們常見的**頭皮屑**。

➕ 頭皮屑是需要治療的皮膚病嗎？

頭皮屑是不是一種皮膚病？可以說是，也可以說不是。應該這麼說比較貼切：頭皮屑並不是「一種」皮膚病，而是「多種」皮膚病的共同表現。所以頭皮屑需不需要治療，要先從判斷頭皮屑的成因說起。

常見造成頭皮屑的原因有：脂漏性皮膚炎、乾癬、濕疹、接觸性皮膚炎等等，脂漏性皮膚炎、乾癬、濕疹，各有各的臨床特色與表徵，需要皮膚科醫師當場檢視皮膚與頭皮的狀態，佐以病史詢問，並排除其他人為因素之後，才能得到確定診斷。

然而，脂漏性皮膚炎、乾癬、濕疹，有一個共同的特色，這些都是發炎性的疾病，因為反覆發炎，讓頭皮的皮膚更新速度太快，死掉的角質細胞還黏在頭皮上，形成頭皮屑。

脂漏性皮膚炎、乾癬、濕疹都有外用藥物或是口服藥物可以控制症狀，然而，這三種發炎性的疾病，都屬於不容易根治的疾病，除了吃藥擦藥外，更重要的是調整生活習慣，讓疾病穩定。

⊞ 有頭皮屑是頭髮洗不乾淨嗎？

頭皮富含皮脂腺，如果不洗頭，會累積汗水、皮脂、老舊角質，容易發癢，發癢後忍不住抓，抓又加重頭皮發炎，陷入惡性循環，所以有頭皮屑的頭皮，確實需要清潔，但是不能過度清潔。

有頭皮屑的人，是頭皮正在發炎，不是頭髮洗不乾淨，所以千萬不要因為有了頭皮屑，就刻意加強清潔、用力搓洗、或是隨意使用頭皮去角質產品。

因為頭皮的皮膚正在發炎，才會引起頭皮屑產生，處於發炎狀態的皮膚，正常的保護功能已經被破壞了，如果還過度清潔、用力搓揉，會加重發炎反應，讓疾病好的更慢。而市面上常見的頭皮去角質產品，往往含有一些磨砂顆粒或是刺激性較高的酸類成分，並不適合使用在發炎的頭皮上。

發炎的頭皮，洗頭請用指腹輕輕按摩劃圈，千萬不要用指甲用力摳抓頭皮，或是長時間反覆用熱水沖洗；洗完頭後，吹風機避免高溫長時間對著頭皮吹，可以**吹到髮根八、九分乾就好**，頭皮如果因為吹得太熱、太乾，也會讓發炎反應不好控制。

⊞ 需要用抗屑洗髮精嗎？

針對引起頭皮發炎、頭皮屑的原因，有許多外用藥可以緩解發炎，根據不同的病因，也有一些洗髮精可以協同外用藥物，讓頭皮屑穩定。

如果是脂漏性皮膚炎引起的頭皮屑，含有抗黴菌製劑如Ketoconazole、Z. P.（Zinc Pyrithione）、Piroctone olamine，或是抗發炎

成分如焦油（Coal tar、Tar）、硫化硒（Selenium sulfide），確實對控制頭皮屑有幫助，只是往往效果並不持久；所以我都會建議患者，家中準備兩種以上含有效成分的抗屑洗髮精，以一星期到兩星期為單位，使用其中一種，發現頭皮屑又開始出現時，換成另一種成分使用，交替著洗，可以讓頭皮屑控制的比較好。

如果是乾癬引起的頭皮屑，病程會比較久，除了外用藥物之外，可以搭配外用類固醇洗劑、或是焦油來讓病情穩定。如果是濕疹引起的頭皮屑，焦油製劑的洗劑也會有幫忙。

值得注意的是，上述這些會產生頭皮屑的皮膚疾病，都是不易根治的慢性發炎，保持規律的作息、避免誘發因子、正常健康的飲食習慣，也都很重要。

➕ 小心髮鞘與頭蝨

有兩種情形，看起來很像頭皮屑，卻不是頭皮屑，兩者看起來外觀也很類似，但表現、症狀、病因、治療卻大不相同，這兩種情形，一種是髮鞘、一種是頭蝨。

頭皮屑是死掉的角質細胞剝落，所以是一片一片鬆鬆的皮屑、輕輕一撥就會飄落。不同於頭皮屑，**髮鞘**是一截一截長長的、白色的角化物質卡在髮幹上，用手指捏住，可以輕易的移動它；**頭蝨**雖然也會形成類似髮鞘的白色物質，然而這個白色的橢圓形物，是頭蝨的蛋，會緊緊的黏在頭髮上，不容易移除，因為頭蝨是看得到的小節肢動物，所以有頭蝨的患者，往往自己都會抓到蟲。

除此之外，髮鞘與頭蝨的症狀與成因也大大不同。臨床症狀方面，

髮鞘通常沒有症狀，而頭蝨通常頭皮會劇癢；髮鞘是因為洗了滋養性質的洗髮精或潤髮乳，或是常常把頭髮綁的很緊，造成毛囊的外層根鞘（Outer root sheath）黏在髮幹上；頭蝨則是一種傳染病。髮鞘只要調整一下生活習慣，不用潤髮乳或太滋潤的洗髮精，不把頭髮綁很緊，就可以緩解，頭蝨則一定要把蟲殺死。

　　最後提醒您，只要頭皮屑讓您困擾，或是讓您有疑慮，就請找皮膚科醫師診治，對症下藥、提供建議，才能解決問題。

**專科醫師的
貼心叮嚀**

關於頭皮屑

- 是多種皮膚疾病的共同表現，常見如乾癬、脂漏、濕疹、接觸性皮膚炎，都可能造成頭皮屑。

- 是頭皮正在發炎，洗頭請用指腹輕輕按摩劃圈，切勿用力摳抓、長時間反覆用熱水洗頭、避免吹風機長時間高溫對著頭皮吹，若吹得太熱、太乾，也會讓發炎反應不好控制。

- 家中準備兩種以上含有效成分的抗屑洗髮精，以一星期到兩星期為單位，交替使用。

- 髮鞘和頭蝨都不是頭皮屑。髮鞘只要調整一下生活習慣，不用潤髮乳或太滋潤的洗髮精，不把頭髮綁很緊，就可以緩解，頭蝨則一定要把蟲殺死。

第5堂

思念引起的脂漏性皮膚炎

頭皮脂漏性皮膚炎的發生原因，仍不清楚，但普遍認為，脂漏性皮膚炎與皮脂分泌、黴菌增生、進而引起發炎反應有關。

　　某天，一位老紳士緩緩地走入診間。一頭花白的頭髮，燙得筆直的襯衫，睿智的眼神，都顯示他是一位名符其實的紳士。他指著後頸部連接頭皮的地方，問我：「醫師，我這脖子好癢啊，動不動就癢，抓了之後又會脫皮。」

　　我轉過身去看，皮疹是一塊界線明顯的斑塊，上面遍布著皮屑，在枕部的頭皮沿著髮際線蔓延到頸子都有，這是典型的**脂漏性皮膚炎**。「伯伯，你這是頭皮脂漏性皮膚炎，是一種皮膚的發炎，很好治療，可是也很容易復發。睡眠不好、季節變化、心情不好的時候，它就會跑出來。」我話剛講完，就發現老紳士的臉色一沉的說道：「我這六年來都睡不好。」

　　「你睡不好，這皮疹就容易控制不好。你的睡眠問題，有辦法改善嗎？」我問他。

　　「精神科醫師有給我安眠藥，可是我每天晚上十一點睡，半夜三點多就會醒來，這六年來都這樣。」我正在納悶，為什麼老紳士對「六年」這個時間，講的這麼明確時，他緩緩地開口，告訴我

一個很心酸的故事。「我太太，她六年前過世了，自從她過世以後，我就睡不好了。」老紳士的眼神很落寞。「醫師啊！我真的好想她，我好 lonely（寂寞）啊！」老紳士深深地嘆了一口氣，我什麼也說不出口，只是望著他。老伴、老伴，好不容易相互扶持到老，伴卻走了，真叫人惆悵。

「於是我開始去那裡，一開始我一個月去一次，後來我兩個禮拜去一次，又變成一個禮拜去一次，到最後兩天去一次。」老紳士這樣描述著。皮膚科看診時，遇到病人欲言又止、有所保留的時候，通常這病都跟親密接觸有關係，我不由自主地往這方面猜想，正在斟酌該如何介入時，老紳士直接問我：「醫師，你知道我說的是哪裡嗎？」

我趕緊點點頭，表示我清楚這不便明說的困擾，沒料到老紳士的接下來的回答，讓我慚愧的說不出話來。「我的精神科醫師，說我這樣不正常，常常去墓地，一次就去好幾個小時。你覺得這樣正常嗎？」原來老紳士是常去墓地探望死去的太太啊！

「我每次去，都會放她喜歡的大提琴音樂給她聽，然後我會跟她說，我這幾天做了什麼事，去了哪裡，遇見誰，說了什麼話。醫師，我真的好想她啊！我現在跟孩子一起住，他們很照顧我，不過，孩子有孩子的家庭，我還是覺得很 lonely ！」老紳士接著講，太太是怎麼過世的。

「你還記得有一年夏天，颱風來淹大水嗎？我太太跟我，去清理一間我們買的房子，水從樓上一直灌下來，她愛乾淨，堅持要清理得很乾淨，結果地滑，一不小心，從樓梯上跌了下來，撞到頭，送到醫院去，兩星期後，人就走了。」聽他描述這段意外，我不由得想像那個畫面，是多麼叫人傷神、多麼驚心動魄的兩個星期啊！

「你知道嗎？她年輕的時候，我追她追了四年才追到，我給你看她的照片，這是她去世前一個月，參加我們親戚的婚禮時拍的，你看，都 60 幾歲了，是不是還很漂亮？」老紳士一邊說，一邊從皮夾裡拿出一張

珍藏的護貝照片，照片裡的主角，一頭捲捲的頭髮，戴上時髦的墨鏡，笑得很開心。

「你把她照顧得很好，所以她看起來又年輕、又漂亮！」我仔細看著照片，這樣回答他。老紳士笑得好開心，我也微笑的看著他，卻不知怎麼的，鼻頭好酸，眼角可能因為笑得太久，有點濕潤，趕緊把目光轉回電腦，打上今天要開的藥。

「伯伯，這個藥，有症狀時擦，擦幾天，皮膚好了，就要停藥，等到下次發作時再開始使用。平常可以擦點乳液在臉上，對預防復發會有幫助，不可以把藥膏當成保養品，每天擦不停喔！」

➕ 頭皮脂漏性皮膚炎的表現

嚴格說來，**頭皮脂漏性皮膚炎**的發生原因，仍不清楚，但普遍認為，脂漏性皮膚炎與皮脂分泌、黴菌增生、進而引起發炎反應有關。雖然這三種原因，都各有證據證實它們與脂漏性皮膚炎發生的關聯性，但卻也都各有無法解釋的部分。而從治療的角度來看病因，會發現抑制發炎、控制黴菌、減少皮脂過度分泌，都會有效果，所以普遍認為，這三個原因都與造成脂漏性皮膚炎有關。

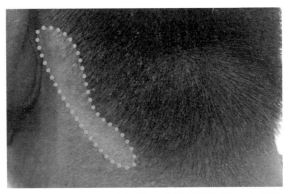

▲脂漏性皮膚炎好發在髮劑線，外觀上界限明顯、會發紅而且合併脫屑

頭皮脂漏性皮膚炎好發在前額髮際線交界處，以及後頸部的頭皮，常見的症狀有頭皮屑、頭皮癢、頭皮發紅等。有的人，只要熬夜，隔天脂漏性皮膚炎就來報到；有的人，壓力大的時候，就會一直頭皮癢、或是頭皮屑很多。

頭皮脂漏性皮膚炎惡化的原因很多，季節交替、睡不好、感冒、心煩，都會讓頭皮脂漏加重，然而這些惡化因子，要短時間內去除，有些人真的做不到，因此我也會提醒患者，**從調整飲食來改善**。喝酒、吃辛辣食物，會讓頭皮出汗、出油，也會加重頭皮脂漏性皮膚炎，應加以避免。一直摳頭，不但不會讓頭皮屑減少，還會讓頭皮發炎變厲害，而產生更多的頭皮屑。

像這位老紳士，因為過度思念另一半，加上長期有睡眠問題，導致脂漏性皮膚炎一再發生。有人說，思念總在分手後，對脂漏型皮膚炎的人而言，思念，從皮膚開始。

📋 頭皮脂漏性皮膚炎的治療

治療脂漏性皮膚炎，使用外用的藥膏，不論是外用類固醇或外用抗黴菌製劑，大約幾天後，皮膚發炎的情況就會明顯改善，然而，治療脂漏性皮膚炎，更重要的是避免誘發因子，養成正確的保養習慣，以及規律的作息。

針對頭皮脂漏性皮膚炎，市售有些抗黴菌配方的洗髮精，比如含有 Ketoconazole、Z.P.（Zinc Pyrithion），或是含有抗發炎配方像是焦油（Tar）、硫化硒（Selenium sulfide）都可以當成輔助療法，來讓頭皮脂

漏性皮膚炎穩定。然而，不論是洗的還是擦的，目前並沒有什麼神奇的妙方，可以讓脂漏性皮膚炎痊癒。

目送著老紳士離開診間的背影，心裡頭感觸好深。日復一日的生活，看似平淡，卻因為有著我們深愛的家人，每一天，都值得我們好好度過。人生總是充滿意外，愛，不要等！善待身邊的家人，他們才是我們最重要的人生資產！

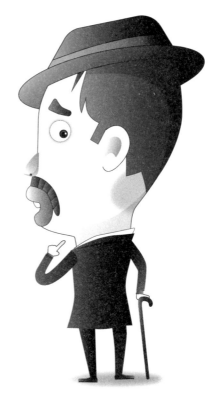

▲頭皮脂漏性皮膚炎惡化的原因很多，好發在後頸頭皮處

專科醫師的貼心叮嚀

頭皮脂漏性皮膚炎

- 好發在前額髮際線交界處，以及後頸部的頭皮，常見的症狀有頭皮屑、頭皮癢、頭皮發紅等。
- 惡化的原因很多，季節交替、睡不好、感冒、心煩，都會讓頭皮脂漏加重，可從調整飲食來改善，避免喝酒或吃辛辣食物。
- 針對頭皮脂漏性皮膚炎，可以選用含抗黴菌及抗發炎成分的洗髮精，二者都可以當成輔助療法，來讓頭皮脂漏性皮膚炎穩定。

不抓才會好的頭皮癢疹

有一種病，它很神祕，常常躲在病人濃密的髮根中，需要把頭髮撥開、有時候甚至需要用手去摸，才知道今天要處理的對象是誰，這種病，就是頭皮癢疹。

　　我還記得我當皮膚科住院醫師的時候，每天都在治療室裡，與冷凍噴槍、針筒、手術刀、電燒刀為伍，不論病人身上長了什麼奇奇怪怪的東西，只要武器在手，我們就能搞定這些討人厭的東西。唯獨一種病，它很神祕，常常躲在病人濃密的髮根中，需要把頭髮撥開、有時候甚至需要用手去摸，才知道今天要處理的對象是誰，這種病，就是頭皮癢疹。

　　我第一次遇見這種病的時候，面對奇癢無比的患者，一邊指著頭上，一邊對我說：「醫生！這邊這邊，這裡有一顆！還有這邊，這裡也要處理！」

　　我還以為是我的眼睛業障太重，怎麼樣也看不清楚病人說的那一顆是哪顆，於是等到治療完畢，病人離開治療室之後，我鼓起勇氣，問了資深的皮膚科醫師：「學長，你知道李阿伯嗎？那個頭上做冷凍治療的阿伯啊？阿伯頭上到底是什麼病啊？為什麼他說有的地方，我都找不到？」

「喔！那個阿伯啊！他是頭皮癢疹啦！」學長在縫合皮膚之際，抬頭看了我一眼，幫我開釋了一句話之後，就繼續去縫皮了。雖然當下我豁然開朗，知道原來不是我眼睛不好，而是這個病的特色讓我找不到病灶，然而，等到我真正當了主治醫師之後，我才真正看清這個病的真面目！

本來無一物，何處惹塵埃

這個病，很有禪意，如果用佛家的語言來說，可以這樣描述它「本來無一物，何處惹塵埃」。怎麼說呢？其實是因為這個病，大部分的原因，是病人自己造成的！

因為頭皮會癢，不由自主地去抓，抓了之後皮膚受傷、啟動傷口癒合機制，皮膚開始增生，然而還是會癢，於是病人繼續抓，抓了皮膚破皮、破皮後皮膚增生、增生後再抓，這樣惡性循環，讓原來平整的皮膚，變成一顆一顆隆起的疹子，就是我們常看到的**「頭皮癢疹」**。

治療突起來的癢疹很簡單，我們可以擦藥、做冷凍治療、打針來讓疹子變平，因為治療有效，病人會希望把所有頭上會癢的地方都一併處理，因此造成了醫生找不到，病人卻堅持有的情況，進而要求治療。

癢才抓，還是不癢也抓？

頭皮癢疹治療上最困難的地方，在於讓病人停止「抓」的動作。要讓病人停止抓的動作，不能只靠吃藥跟擦藥。

有時候，頭癢抓頭，頭不癢也抓頭，抓頭變成了無意識的動作，緊張時、無聊時、累的時候抓頭、躺著看電視的時候也抓頭，反覆搔抓，就構成了癢疹生成的必要之惡。

頭皮的皮膚感覺不像臉上那麼敏感，我們可以做個小實驗，你用指甲摳頭皮跟摳臉，如果同樣的力道摳臉，連續摳二十下，會發現臉被摳的地方已經紅起來，有些甚至快破皮了；然而頭皮，卻不會因為同樣強度的刺激，而感到不舒服，甚至還會有一種好像有在抓癢、卻還沒抓到癢處的感覺。

所以我常常提醒患者，臉皮是皮，頭皮也是皮，不能因為老是覺得不會痛，就一直抓頭或摳頭。雖然不會痛，可是皮膚還是受傷了，等到手上摸到血或是組織液的時候，都已經抓過頭而破皮了！

病人要先意識到，自己真的有抓的動作，白天有意識時，及時提醒自己不要抓，晚上睡覺的時候，如果會無意識的抓頭，才用藥物來控制癢的感覺。

➕ 可是真的很癢，該怎麼辦？

有些病人，他們不是無意識的抓，是真的很癢，所以除了吃藥之外，還要教他們如何調整生活習慣，讓癢不要輕易找上門。而頭皮癢很常見的原因，是過度刺激，如何減少過度刺激，需要內在跟外在一起處理。

最常見過度刺激的外在原因，就是過度清潔，因此我都會再三叮嚀正確洗頭的方法。**洗頭的時候不能用指甲過度用力摳頭，用指腹輕輕按摩就好**，避免因為過度搔抓造成頭皮受傷。

還有很重要的一點，洗頭不能用很燙的水洗，用很燙的水刺激頭皮，產生的效果就像整頭大力摳抓一樣，會讓頭皮受傷。洗完頭也不能用很熱的吹風機，把頭皮吹到全乾，熱風跟熱水一樣，都會讓皮膚變乾，乾了之後就會癢，癢了就會想抓。因此，**用溫水洗頭、洗完頭頭皮不要吹到全乾，八、九分乾就好，髮尾可以繼續吹到全乾**，都是平常洗頭要注意的重要細節。

除了減少這些外在的刺激，我也會叮嚀病人，內在也需要一起調理。不吃辛辣、刺激的食物，不喝酒讓血管擴張，減少情緒激動、臉紅脖子粗的次數，都會讓頭皮相對穩定。

此外，睡覺的時候環境要涼爽，很忌諱一覺起來，發現背上、脖子都出汗了，這表示頭皮也會因為熱而出汗。白天如果真的流汗了，請用毛巾擦頭皮，第一時間把汗擦乾，不要讓汗水在頭皮上乾掉、甚至連著頭髮滴下來，汗水對皮膚而言，是個刺激的來源，反覆流汗、乾掉，一層一層的排泄物累積在頭皮上，就容易刺激頭皮，而有癢的感覺。

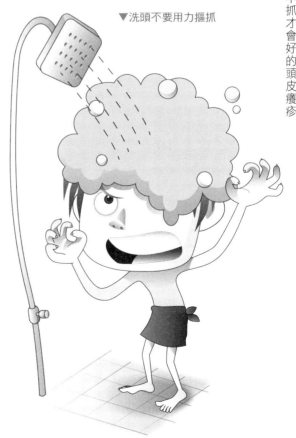

▼洗頭不要用力摳抓

🏥 好好調理，頭皮癢疹可以痊癒

待在涼爽環境，流汗記得把頭皮擦乾，洗頭不用指甲摳，不用高溫吹到頭皮全乾等外在環境配合，再搭配內在調理，包括不吃辛辣食物、不喝酒、少生氣、不吵架、避免無意識的摳頭等，利用這些方法內外在雙管齊下，讓頭皮冷靜下來不發癢。

做到這些之後，然後我們再來處理先前粗暴對待頭皮而長出的癢疹，常用的治療包括擦藥、吃藥、或者請醫師協助進行液態氮冷凍治療、病灶內打針，這些方法都可以讓已經長出來的癢疹慢慢消失。而最重要的是患者配合，不要再抓頭、摳頭，製造出新的癢疹，這樣頭皮癢疹才能達到有效而長期的緩解。

專科醫師的貼心叮嚀

頭皮癢疹日常調理

- 洗頭的時候不能用指甲過度用力摳頭，用指腹輕輕按摩就好，避免因為過度搔抓造成頭皮受傷。
- 用溫水洗頭、洗完後，頭皮不要吹到全乾，八、九分乾就好，髮尾可以繼續吹到全乾。
- 如果流汗，請用毛巾擦頭皮，第一時間就把汗擦乾。
- 不吃辛辣、刺激的食物，不喝酒讓血管擴張，減少情緒激動。

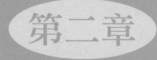

好發在
臉部的皮膚病

- 臉上紅紅的好困擾
- 你的臉是過敏、敏感、還是酒糟？
- 長痘痘是內分泌失調嗎？
- 青春痘，不要擠！日常保養這樣做
- 這樣洗臉對抗青春痘
- 青春痘保養，防曬優先
- 化學換膚可以治療青春痘嗎？
- 色素痘疤該怎麼辦？
- 痘痘不要擠就不留疤
- 破除青春痘的迷思
- A 酸、杜鵑花酸、水楊酸分得清楚嗎？
- 美膚保養品你選對了嗎？

臉上紅紅的好困擾

每到季節交替的時節，臉部脂漏性皮膚炎的患者，通常都會回來報到，尤其是臉上有脂漏性皮膚炎的患者，因為一旦發作，眉心、鼻翼旁、下巴就會紅紅一塊一塊的很明顯，會讓患者很困擾，也會讓陪同的家人很擔心。

我有一位患者，一直有脂漏性皮膚炎的阿瑞姨，因為她的脂漏性皮膚炎一直反覆發作，阿姨幾乎每個星期都回診。「**阿姨，不可以過度清潔，要擦乳液，還有，要睡飽喔！**」雖然阿姨聽過好多次了，我還是照慣例叮嚀了一遍。

阿姨意味深長地看了我一眼，點點頭，準備起身出診間。看著阿姨瘦弱的背影，我發現她原本瘦弱的身材，今天看起來格外單薄，幾乎只剩皮包骨，我忍不住脫口而出：「阿姨，你最近怎麼瘦這麼多？」

「外面有沒有人在等？」阿姨回過頭，問了跟診的同仁，跟診的同仁搖搖頭，阿姨這才放心，坐回椅子上，告訴我這個故事。阿姨早年拉拔兒女長大，孩子都獨立後，阿姨一人獨居，然而身體狀況每下愈況，兒女不放心她一人獨住，於是她搬進女兒家中。然而，女兒一直認為阿瑞姨從小就重男輕女，母女之間始終有道鴻溝，這次為了一點小事，女兒已經兩個月不跟她說話了。

安靜的家，反而讓人更喘不過氣，阿瑞姨也因此備感壓力，體重一直掉，臉上的脂漏性皮膚炎，也始終好不了。雖然家務事我無能為力，但是皮膚的狀況，我還是要再次叮嚀她。

✚ 臉部脂漏性皮膚炎的表現與原因

臉部脂漏性皮膚炎，是一種反覆發炎的慢性皮膚病，好發在頭皮、眉毛、眉心、法令紋、下巴、耳後、前胸等皮脂腺豐富的部位，表現在外的特徵就是界線清楚的紅色斑塊，上面合併有脫屑，皮膚雖然看起來乾燥脫皮，但是實際去觸摸，卻會發現皮膚表面還是油油的。

脂漏性皮膚炎確切的發生原因其實並不清楚，但是已經知道**脂漏性皮膚炎與皮脂分泌旺盛、皮脂成分改變、黴菌增生、引起發炎反應**有關。

有趣的是，出生後三個月內的嬰兒、30 歲到 60 歲的大人，是最容易有脂漏性皮膚炎的族群；除此之外，帕金森氏症、脊髓損傷、愛滋病患、器官移植、淋巴瘤的患者，也是脂漏性皮膚炎好發的對象。然而，在沒有其他系統疾病的成年人身上，則是氣候改變、作息不正常、壓力與情緒，讓脂漏性皮膚炎一直反覆發作。

✚ 臉部脂漏性皮膚炎的治療與預防

脂漏性皮膚炎很好治療，外用藥膏塗抹幾天之內就可以讓發炎改善、不再脫屑，恢復原來的樣子，然而，要讓脂漏性皮膚炎控制良好，不要頻繁的發作，則不能只靠外用藥膏來被動治療。針對臉上有脂漏性皮膚

炎的患者，我通常會先了解他們平常的清潔習慣、工作場所、生活型態。

使用太強的洗面乳，像是含皂鹼的洗面乳，甚至洗衣用的水晶肥皂洗臉或頻繁的去角質，通常都會讓脂漏性皮膚炎惡化；工作環境溫度與濕度變化太大、工作太長太累、睡眠時間不固定，也都是讓脂漏性皮膚炎反覆發作的原因之一。

容易發作的部位，應避免過度清潔，可以靠擦乳液來調整皮脂成分，除了改善皮膚屏障之外，有些針對脂漏性皮膚炎的乳液，會添加抗黴菌、抗發炎的配方，藉此營造一個對黴菌不友善的環境，積極減少脂漏性皮膚炎的發作次數，都是有效的方法。

專科醫師的貼心叮嚀

臉部脂漏性皮膚炎

- 好發在眉毛、眉心、法令紋、下巴，由於症狀明顯，會讓患者感到困擾。

- 治療容易，外用藥膏塗抹幾天之內就可以讓發炎改善、不再脫屑，恢復原來的樣子。

- 容易發作的部位，應避免過度清潔，可以靠擦乳液來調整皮脂成分，有些針對脂漏性皮膚炎的乳液，會添加抗黴菌、抗發炎的配方，減少脂漏性皮膚炎的發作次數。

- 睡不好、工時長、壓力大、感冒身體狀況差，都會讓脂漏性皮膚炎再次發作。

第 8 堂

你的臉是過敏、敏感、
還是酒糟？

「每次姐妹淘跟你分享好用的保養品，你總是斷然拒絕，因
為臉上擦保養品常常會刺刺的、癢癢的？」
「敷完面膜，都還沒開始變漂亮，隔天卻開始紅腫刺癢？」
「每次天氣一熱臉就紅，一直被認為是害羞，真的很討厭！」

這些現象都是臉部敏感族群容易有的經驗，到底什麼是過
敏？什麼是敏感？什麼是酒糟肌？

➕ 人人都可能因刺激引起臉部過敏

　　臉上突發性的紅、腫、癢，常常被統稱為**過敏**，其實嚴格來說，
環境中的物質引起的皮膚反應，我們稱為**接觸性皮膚炎**，接觸性皮
膚炎根據致病機轉不同，可以分成兩種，一種叫做**刺激型皮膚炎**，
一種叫做**過敏型皮膚炎**。刺激型皮膚炎是只要環境中的刺激來源濃
度夠高、時間夠長，任何人都會發生；過敏型皮膚炎則是每個人不
同的體質，對不同的刺激物產生免疫反應所導致，有的人碰到就會
發生，有的人則一直碰也不會有事。

臉上的接觸性皮膚炎，不論是刺激型或是過敏型，最常見的誘發原因，就是擦在臉上的保養品、化妝品，其中又以廣受台灣人喜歡的「**面膜**」，**最容易產生接觸性皮膚炎**。面膜利用薄膜包覆在皮膚上，強調快速吸收、高效保濕，然而一旦面膜中含有會讓你刺激、過敏的物質，也一樣會快速吸收、進而引起接觸性皮膚炎。

　　臉上的過敏，反應在外的症狀是整張臉紅、癢、甚至腫，也有遲發性的過敏反應，會在使用產品幾天後才發生，這時後臉上會有一塊一塊紅疹，甚至合併脫皮的症狀。

　　治療臉部過敏不難，先停用所有的保養品，數天內擦藥、吃藥，臉部皮膚很快就會回到原來的樣子，然而困難的地方，在協助患者找出可能誘發臉部過敏的產品。因此，我通常教患者，**任何新的臉部保養品、化妝品，可以先試擦大約五十元硬幣大小在上手臂內側或是脖子上，連續用一星期**，如果試擦的期間沒**有發生任何不良反應**，那此產品擦臉上，**會造成過敏的機會就不高了。**

➕ 臉部敏感是多種疾病的共同表現

　　不同於臉部過敏，**臉部敏感**並不是一個特殊的皮膚病，而是描述一種現象，指的是臉上皮膚對外來環境特別敏感，特別容易有不良反應。即使是風吹、日曬、雨淋，這些日常生活都會碰到的情形，臉部敏感的人卻會產生額外大的反應，而變得刺癢、發紅、甚至脫皮。

　　只要是在臉上引起發炎反應的皮膚病，幾乎都會讓臉部呈現敏感的狀態，臉部敏感的原因，我們可以分為內因性、外因性兩種。**內因性原因**包括臉上脂漏性皮膚炎、濕疹、青春痘、酒糟、紅斑性狼瘡等，讓皮膚一直

處於發炎狀態的皮膚病，都會有臉部敏感的現象；**外因性原因**則是本身皮膚沒有疾病，卻因為外力造成皮膚屏障缺損，而產生臉部過敏的症狀，像是過度清潔、密集做酸類換膚、反覆施打雷射、擦太過刺激的保養品等。

要處理臉部敏感，需要先治療原先造成臉部發炎的病，或是停止外來原因破壞皮膚屏障，讓皮膚恢復原來的強度，敏感的症狀自然就會減輕。

➕ 酒糟又稱玫瑰斑，是慢性反覆發作的皮膚病

過敏、敏感、酒糟，這三者當中，最難纏、最複雜的，就是酒糟了。

酒糟又叫做**玫瑰斑**，其實跟喝酒沒有關係，酒糟是一種慢性反覆發作的皮膚發炎，典型的症狀就是在臉上凸面部位，包括雙頰、鼻子、前額中央部位發生潮紅，患者也常常覺得臉很癢、很乾、有灼熱感，一部分的患者會產生突起的紅疹、膿皰、甚至組織增生變成肉芽腫的現象；有的患者還會有眼睛的症狀像是眼瞼發炎、結膜發炎、眼睛癢、乾澀等等。

酒糟的致病原因很複雜，到目前為止並沒有定論，一般認為還是體質性因素造成酒糟。雖然發生原因不明，但是誘發原因卻被廣泛認可，辛辣食物、熱飲、熱湯、酒精、陽光、悶熱氣候、生活壓力、情緒激動、泡熱水澡等，都會誘發酒糟產生。

針對酒糟的治療，包含外用藥、口服藥，針對不同時期的酒糟，合適的藥品不同，有效的藥也會因人而異，因此治療酒糟，需要與你的皮膚科醫師長期配合，根據膚況的不同，適時調整治療，然而，酒糟的患者除了規律接受治療之外，最重要的，是辨明環境中會讓酒糟惡化的原因，在日常生活中儘量排除這些因素，才會讓酒糟控制得宜。

臉部過敏

- 是指臉上的接觸性皮膚炎，分成刺激型和過敏型兩種，刺激型人人都有可能得到，過敏型則是各人特殊的體質造成免疫反應導致。任何新的臉部保養品、化妝品，可先試擦大約五十元硬幣大小在上手臂內側或脖子上，連續一星期，若無任何不良反應，造成過敏的機會就不高。

臉部敏感

- 是多種疾病的共同症狀，脂漏性皮膚炎、濕疹、青春痘、酒糟、紅斑性狼瘡，都可能會有臉部敏感。

- 另外也可能因為外力造成，比如像是過度清潔、密集做酸類換膚、反覆施打雷射、擦太過刺激的保養品，讓皮膚屏障缺損，也會產生臉部敏感。

酒糟

- 是一種慢性反覆發作的發炎性疾病，會在臉上特定部位有潮紅、乾、癢、灼熱等等的症狀。

- 需要規律治療，除了吃藥擦藥外，更要積極避免接觸酒糟的惡化因子像日曬、辛辣食物、情緒激動、悶熱環境等，才能讓酒糟控制得宜。

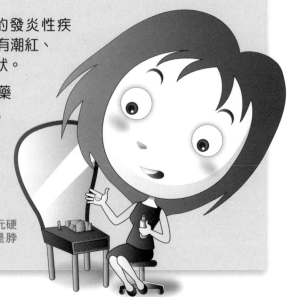

▶使用新的保養品時，先以五十元硬幣大小試擦在上手臂內側或是脖子，確認是否會過敏

長痘痘是內分泌失調嗎？

女生的雄性素，在月經週期內，並不會顯著波動，然而在月經來潮的那幾天，女性激素分泌下降，原本維持不變的雄性素，比例就因而相對提高了，波動的荷爾蒙是正常的生理機制，因而產生的皮脂腺變化，也是正常的表現，並不是內分泌失調。

「醫師！為什麼我都快 30 歲了，還在長青春痘？」

「是不是內分泌失調？這要吃避孕藥嗎？」

「中醫說我這是肝火上升，我需要調體質嗎？」

轉大人以後才長的青春痘，真的很讓這些在家庭裡、職場上廝殺的美女們，苦惱不已。化妝蓋不住，越蓋冒越多，到底這種成人痘，跟荷爾蒙有關係嗎？需要因此而吃避孕藥嗎？

✚ 青春痘不代表內分泌失調

女性的荷爾蒙，隨著月經週期，每天都有變化，科學家們觀察

發現，黃體激素濃度高時，皮脂腺分泌跟著增加，毛囊的開口，會因為表皮細胞腫脹，被動的被擠壓而縮小，甚至堵住，因此很多女性，在月經來潮前，會容易長粉刺及痘痘，這其實是正常生理下，荷爾蒙波動的結果。

除了黃體激素外，雄性素也扮演了很重要的角色。其實每個人，不論男女，不論皮膚多細緻、胸部多大、第二性徵多明顯，體內都有雄性素。女生的雄性素，在月經週期內，並不會顯著波動，然而在月經來潮的那幾天，女性激素分泌下降，原本維持不變的雄性素，比例就因而相對提高了，所以受荷爾蒙的影響，波動的荷爾蒙是正常的生理機制，因為正常生理機制而產生的皮脂腺變化，也是正常的表現，並不是內分泌失調。

少部分的患者，除了青春痘外，合併有月經週期不正常、髮線後移、聲音粗糙、多毛等症狀，臨床上才會考慮是雄性素過高造成的，這時也才會去找尋雄性素過高的證據及原因。因此，請不要以為，過了青春期以後才長的痘痘，就是內分泌失調，更不要因為長了痘痘，就覺得要靠避孕藥來控制荷爾蒙。

「月經是正常的，荷爾蒙也是正常的，可是痘痘還是一直長啊！痘痘一直長，我就覺得不正常不舒服啊！」

「是啊！長痘痘看起來討厭，可是，總不能叫月經不要來吧！」

幸好，皮膚科醫師對青春痘治療，還有很多方法，可以讓月經繼續來，讓痘痘不要長。但是，在治療之前，請先了解青春痘的成因，知道敵人在哪裡，才好開槍，對吧！

➕ 關於青春痘的成因

我們先來了解青春痘的成因，一個健康的毛囊，演變成青春痘，需要四個必要元素：**粉刺、出油、細菌、發炎**。

角質堆積，形成粉刺，臉部出油增加，讓游離脂肪酸含量改變後，就提供了細菌滋生的溫床，這時候，再加上細菌（痤瘡桿菌）來摻一腳，引起發炎反應，就變成了不折不扣的痘痘。知道了青春痘的成因，也要由這三方面來分析，各個擊破，才能有效治療痘痘。

治療青春痘常用的口服四環黴素、口服紅黴素、外用克林達黴素、外用過氧化苯、外用A酸、外用杜鵑花酸，就是作用在這三個重要因素，達到溶解粉刺、減少出油、殺死痤瘡桿菌、控制發炎的效果。

但是，如果認為青春痘的治療，只要靠醫師開藥，就能有幸福美滿的結局，那就大錯特錯了！**青春痘一向是治療簡單、控制不難、根治很難的病，尤其是成人痘，更需要生活習慣的調整配合，才能有效預防痘痘。**

➕ 對抗青春痘，從調整保養習慣開始

很多女生，從小養成的習慣就是：洗完臉要擦乳液、化妝水，不論晴天雨天、冬天夏天、颱風天大熱天寒流來襲，都擦一樣的乳液化妝水。不過，是否每個人都適合擦乳液化妝水、皮膚每天每季的狀況如何、一旦臉上長了痘痘如何保養等，關於青春痘皮膚的保養原則，可以參閱第12堂課〈青春痘保養，防曬優先〉（第073頁）。

只能說保養品公司的洗腦功力太深，把基礎保養的觀念遍植在每個女生的腦中，卻忘記提醒她們「**每個人的膚質都不同，需要的保養也需**

因人而異」，而且皮膚是活的，就如同我們身體狀況，每天都略有不同，肌膚保養當然要因人而異、因時制宜。

問一個很簡單的問題：你一整天只有窩在家裡吹冷氣看電視，跟你跑了操場三圈，一整天需要的水分，會相同嗎？同樣的道理，**開始長痘痘時，就是你的毛囊告訴你：「我已經塞住了，已經太油，在發炎了。」**這時候，還需要一直補充乳液化妝水？或是一直敷面膜，天天敷，當水敷嗎？

所以青春痘的患者，**首要調整**的，就是**清潔皮膚的習慣**，以及**重新檢視手邊的「基礎保養」**系列，有沒有需要調整的，有沒有洗也洗不乾淨，卻容易傷害皮膚的成分。

通常，青春痘治療的初期，我喜歡讓患者「從零開始」，把所有收斂毛孔、深層淨化、加速代謝、保濕控油的保養品，通通停掉，從零開始，調整膚質。開始治療後，每週回來檢視當前的膚況，逐次調整青春痘外用藥物及口服藥物，適當的時機再開始需要的保養。那到底日常生活該如何調整，才能有效控制青春痘呢？

每個人膚質膚況就像身材一樣，環肥燕瘦，各有不同。除此之外，生活型態也各有不同，有的人流汗多，有的人流淚多流汗少，所以可以提供的建議，也會有所不同，在此只提出，每一位青春痘患者都適用的大原則：**常清潔、少上妝、不敷面膜。**

📋 常清潔、少上妝、不敷面膜

我們流汗的時候，也會跟著出油，汗水裡面含有很多身體的廢棄物，如尿素、鹽分等，這些廢棄物，累積在毛囊上，都會加速塞住毛孔，惡

化粉刺的形成。如果可以在出汗時，就儘快用清水把汗水沖洗掉，對治療青春痘、預防粉刺發生，都有幫助。

臉上一旦帶妝，怎麼可能常清潔呢？而且具遮瑕力的粉底液、BB霜、遮瑕膏，通常都是導致毛孔堵塞的元凶之一，所以長痘痘的期間，千萬別上妝！真的需要上妝，可以只擦眼睛、眉毛、嘴唇就好，這樣不影響及時清潔，也沒有容易塞住毛孔的問題。

近幾年來非常風行敷面膜，而青春痘的皮膚，需不需要敷面膜？翻開面膜療效大全，強調的不外乎保濕、亮白、美白、水亮、透亮等讓角質含水量多的訴求，而這些功能，對青春痘的皮膚而言，並不是最重要的訴求。難道青春痘的皮膚，就不能追求亮白、美白、水亮、透亮嗎？

請問你會在化膿的傷口上敷面膜嗎？我想應該不會吧！化膿的傷口，最要緊的是「復原」。同樣的，青春痘的皮膚，合併發炎的毛囊，

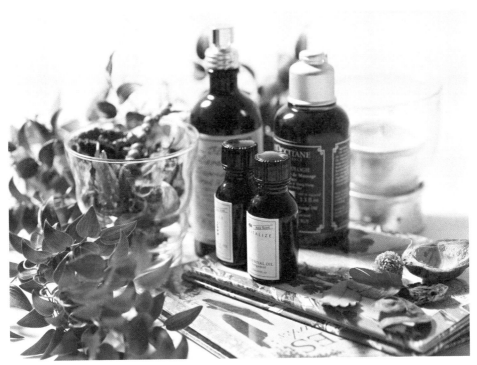

▲檢視手邊的基礎保養品是否需要調整。

最要緊的是回復到沒有長痘痘的狀態。再者，發炎後就會暗沉，痘痘一直長，臉上就會一直有新的暗沉跑出來，不去解決暗沉的原因，卻一直想變白，這其實是捨本逐末的行為。

我的建議是，**先停用所有的保濕產品及面膜，專心治療痘痘**，等到臉上沒有發炎腫痛的痘痘，沒有像未爆彈的粉刺，只剩下黯沉的痘疤，再來亮白、美白、水亮、透亮，臉部的暗沉才有辦法徹底改善。

除此之外還有一些生活習慣需要多加留意。**為了減少皮脂過度分泌，不熬夜、不吃油炸物、花生等脂肪含量高的食物都很重要**。另外，抽菸已經證實會讓青春痘惡化，因此**不抽菸、避免失眠、舒緩壓力、減少雄性素分泌**等，這些都是青春痘患者需要一併配合的生活習慣調整。

✚ 與其調體質，不如調整膚質

台灣人喜歡調體質，但是往往喜歡用吃藥、吃補的方法，來改善體質。我們的皮膚有一大優勢，看的到，摸的到，而且擦藥就能吸收、有療效。所以與其吃些偏方、食補，不如先試試外用藥物來調整膚質。

青春痘常用的外用藥物如 A 酸、杜鵑花酸，都能有效溶解粉刺、減少出油，同時讓角質層的細胞排隊站好，不要層層堆疊變成粉刺，所以長期塗抹外用藥物，至少三個月以上，才能有效調整膚質，不讓痘痘輕易復發。除此之外，**杜鵑花酸**有抑制黑色素生成的效果，**A 酸**能減少黑色素的傳遞，所以兩者長期使用，確實能讓青春痘的皮膚亮白、美白。不過兩者都需要經過醫師同意開立才可以。

那麼，到底要不要吃避孕藥調整荷爾蒙？確實有一種治療痘痘的方法，叫做**荷爾蒙療法**，就是利用女性荷爾蒙來治療青春痘。我個人對這

種方法，比較保留，如果患者合併有明顯的雄性素過高，或者月經紊亂的情況，我才會讓患者，在婦產科醫師的建議之下，使用避孕藥來控制痘痘。避孕藥還是應該用來控制懷孕，不是拿來控制痘痘，**請不要把避孕藥，當成控制痘痘的第一線用藥。**

最後，還是要提醒大家，青春痘要控制得宜，一定要配合皮膚科醫師，在清潔、藥物、生活習慣都能適度調整的情況下，達到長期有效的控制。

關於 A 酸、杜鵑花酸的更多內容，可以參閱第 17 堂課〈A 酸、杜鵑花酸、水楊酸分得清楚嗎？〉（第 094 頁）。

專科醫師的貼心叮嚀

關於青春痘

- 大部分的青春痘會因為內分泌而波動，卻不是內分泌失調。

- 一個健康的毛囊，演變成青春痘，需要四個必要元素：粉刺、出油、細菌、發炎，而這就是青春痘的成因。

- 日常生活請常清潔、少上妝、不敷面膜，尤其長痘痘的期間，千萬別上妝。

- 長期擦藥至少三個月以上，可以有效調整易長粉刺的膚質。

- 不熬夜、不吃油炸物、花生等脂肪含量高的食物都很重要。另外，不抽菸、避免失眠、壓力大，減少雄性素分泌等，也都是青春痘患者需要調整的生活習慣。

第 10 堂

青春痘，不要擠！日常保養這樣做

青春痘，討厭的不只是痘，是明明不青春了卻還有痘！你是不是也在心中這樣吶喊著呢？這些抗拒與吶喊，我都聽見了，接下來就要來告訴你，日常生活該如何修身養性，讓青春長留、痘影不再。

青春痘若是只知道吃藥擦藥，卻不知道日常保養的原則與生活習慣的調整，治療一定會失敗，該怎麼做，方法很重要。

➕ 正確洗臉，溫和清潔

治療青春痘，很多人會問的第一個問題就是：一天要洗幾次臉？回答這個問題之前，必須要先了解患者平常的生活環境，是流汗多還是流淚多，是悶熱為主還是乾冷環境，依據每位患者本身的膚質、當前的膚況，給予清潔建議。

比較通用的準則是：**選用溫和的洗面乳，不要強調抗痘、殺菌、深層清潔、清除粉刺這些療效。**用洗面乳洗臉的次數，一天最多三次，其餘時間，只要臉上出汗了，就請用清水潑臉，毛巾輕柔按乾。

正確的洗臉方法也很重要，臉上潑濕以後，在手掌心先混合洗面乳與水到均勻起泡，或者直接按壓出泡沫型態的洗面乳，放到臉上，以輕柔畫圓的方式，把臉上的每個角落都輕輕按摩一到兩次，之後以冷水或是比手溫稍低的溫水多次潑濕、直到洗面乳清除乾淨，最後用毛巾按乾。

潑一次水就覺得很乾淨的洗面乳，通常太強；洗完臉後用毛巾反覆搓揉，一定會傷害皮膚；洗完之後，臉上覺得清爽卻不緊繃，才是正確的洗臉方法。

青春痘患者常見的錯誤洗臉方法就是：使用洗淨力太強的洗臉產品。因為臉上很油，所以使用強效的洗劑，短時間內似乎臉上乾爽不少，然而在接受治療的過程中，往往因為洗的太強，導致藥物的效果還沒出現，刺激性卻先出現，反而會因而耽誤治療。

常常聽到洗面乳的廣告，強調深層清潔，甚至連粉刺都可以一次清除，在這要特別跟大家聲明，不論洗面乳強調多深層，粉刺絕對不可能用洗的就洗出來，而即將排出的粉刺，就算用清水洗也會自行脫落，所以請不要再相信誇大的廣告，**粉刺是洗不掉的！溫和洗淨，接受治療，才是改善痘痘肌的關鍵。**

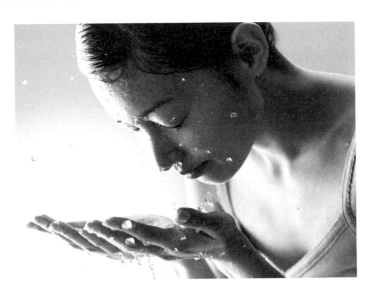

📠 不擠不急，少即是多

皮膚病有個特色，皮疹原來長什麼樣子，跟來看醫生的時候，往往有很大的差距。

怎麼說呢？皮膚可以看得到、摸得到、摳得到，所以很多患者都會有自己的獨門絕招，來對付身上出現的各種疹子，也因此，當皮膚科醫師，除了要認識典型的皮膚病灶外，更要一眼就看穿，這個皮疹，被怎樣非典型的對待過。老練的皮膚科醫師普遍都具備未卜先知的能力，能在患者還沒坦承之前，就先辨識出疹子變化的經過。

青春痘就是最容易（沒有之一）被非典型對待的疾病，其中最多的就是：被擠過。擠過的痘痘，會造成發炎的範圍擴大，本來可以來去不留痕跡的粉刺，變成紅紅的色素痘疤；本來只會留色素的痘疤，因為不當擠壓讓發炎加深加廣，最後變成凹洞。因此門診最常提醒患者的一點就是：**青春痘，不要擠！**

青春痘的患者，目前被認為是傾向有發炎反應的體質，因此如何在第一時間減少發炎、預防永久性痘疤產生，是全世界的皮膚科醫師一直在努力的方向。治療痘痘，急性期需要四到八週，調理期需要三到六個月，這個過程，循序漸進，急不得。

心急，想讓痘痘當天就消失，手一擠雖然痘痘消失了，卻容易因此留下凹疤；心急，想讓所有粉刺在一夕之間就脫落，於是採用多種酸類同時使用，結果皮膚發紅脫皮，而粉刺依舊。因此治療青春痘，不要擠、不要急，配合當下的膚況，循序漸進，幾乎沒有控制不下來的青春痘。

青春痘的患者，可能因為臉上很難遮掩，所以周遭的親朋好友、網路上的路人商人，都會很好心的想提供各種建議，這些建議之中，最常見的就是保養品。然而每一位因為青春痘來就診的患者，我一定都會叮

嘴他們：**溫和洗淨、不上妝、不卸妝、不擦保濕、從零開始**，就是因為這些患者，常常用太多、用太猛，而衍生出更多問題。

青春痘治療初期，以藥物為主，痘痘穩定時，可以搭配一些理療成分的保養品，比如配方中具有抗發炎、調理油脂、舒緩退紅、溶解粉刺的有效成分。然而任何一種保養品，除了有效成分外，保養品的劑型、基底、添加物，適不適合目前的膚況？會不會擦了之後又導致粉刺增生？能不能搭配目前的青春痘用藥？這些問題，都必須根據每個人不同時期的膚況，與皮膚科醫師討論之後，再行增減。

千萬不要聽到這個成分好，聽到那個成分抗痘，就拼命往臉上加；更不要相信什麼敷整晚就可以變白的面膜。針對保養品，少即是多，這個準則套用在青春痘保養心法上，再適合也不過！

➕ 規律作息、均衡飲食很重要

請不要小看這八個字，**規律作息、均衡飲食**看起來很簡單，實行起來不困難，不過要持續下去，真的很難。就像減重一樣，少吃多運動是大家都知道的鐵律，然而可以持之以恆的忌口、計算卡路里、每天提醒自己運動，可以持久一定會瘦，很可惜人生往往沒有這麼簡單。什麼叫規律作息，簡單講就是不要熬夜。

到底幾點睡覺算熬夜呢？這就牽扯到每個人不同的生理時鐘及工作需求，所以我一般都提醒患者：白天上班上課的，晚上十二點以前一定要上床睡覺，**連續睡滿六小時**，每天都這樣，不能因為周末就晚睡晚起，不能因為準備考試就熬夜，不能因為考完試就通宵狂歡，這叫規律作息。

均衡飲食呢？關於青春痘的飲食指南，到目前為止，醫學界並沒有

定論，確實有幾篇報告指出，高 GI 飲食、乳製品，跟青春痘惡化有關。到底哪種食物 GI 值比較高，雖然網路上可以輕易地找到食物的 GI 值詳細數字，不過要記住每一樣食物的 GI 值，其實並不容易，這裡提供兩個簡便的方法。

第一個方法，大約知道一下高 GI 值的食物有哪些，避開即可；第二個方法，普遍來說，原型食物 GI 值較低，精緻加工食品 GI 值較高，多吃原型食物，少吃加工食品，特別是麵包、糕點類。

然而平心而論，這些研究，目前仍有很多可以改進的空間，因此，美國皮膚科學會在 2016 年提出的青春痘治療共識之中，並未強調飲食對於青春痘的影響，也沒有建議的飲食指南。看到這裡，請不要以為青春痘可以隨意吃、任意吃，完全不需忌口。

雖然目前的證據不夠全面，然而，**均衡飲食，多吃健康的蔬果、原型食物，少吃精緻加工食品、少吃油炸食物、少吃零食**，這是放諸四海皆準的飲食準則，也是我常常提醒青春痘患者的大方向。

➕ 抗痘靠自己

門診常見到國中、高中的學生，臉上旺盛的痘子一再宣示著青春，然而，在開始治療之前，我都會先問當事人一句：「你想不想治療痘痘？」如果他／她聽到這句話的當下，第一個反應是轉頭過去看媽媽，那治療八成會失敗。如果他／她直接看著我對我點頭，那接續治療，才有成功的基礎。

還有另一個可以準確預測治療成功與否的指標，就是：誰在擦藥？如果今天，哪條藥膏快沒了，患者都回答不出來，可能的情形有兩種。

第一種，根本沒在擦，沒在擦藥的青春痘會好，我想應該是祖上積德。第二種，是媽媽幫他擦藥，臉上的痘痘哪個先長、哪個後長、哪顆粉刺快要冒出來了，哪顆在今天早上才誕生，這些細微的問題，其實不是本人，真的很難掌握。所以沒擦藥的當然不會好，媽媽幫他擦的，通常也不會太好。

青春痘不難治療，難的是調整習慣、持之以恆。把握青春痘保養方法，確實配合皮膚科醫師的指示，沒有控制不下來的痘痘，我想套用一句牧羊少年奇幻旅程的名言，來勉勵有痘痘困擾的患者：「當你真心渴望痘痘可以離你遠去時，整個宇宙都會聯合起來幫忙你！」

專科醫師的貼心叮嚀

青春痘保養

- 青春痘肌膚一天要洗幾次臉，要看每個人的生活習慣與環境而定。常見的洗臉錯誤就是：使用洗淨力太強的洗臉產品。

- 青春痘被擠過，會讓發炎的範圍擴大，讓色素痘疤範圍變大，更可能因而造成凹洞痘疤。

- 治療痘痘，急性期需要四到八週，調理期需要三到六個月，這個過程，循序漸進，急不得。

- 治療青春痘，請規律作息，不要熬夜，連續睡滿六小時。另外，均衡飲食，多吃原型食物、蔬菜水果，少吃加工、油炸食品及零食，也很重要。

- 治療青春痘成功的重要關鍵：自己擦藥。

第 **11** 堂

這樣洗臉對抗青春痘

因為胡亂擦聲稱可以抗痘的保養品，導致膚質變得敏感、乾裂，痘痘卻仍在的小美，今天回診了。經過一星期的治療，她臉上脫皮、紅腫的情況改善很多，連原本張牙舞爪的痘痘，也跟著平靜了一些。我開的藥很簡單，任何一位皮膚科醫師都開的出來，那關鍵呢？關鍵就在保養品選用。

➕ 清水洗臉，只擦油膏

第一個星期，我請小美不能化妝，同時停用所有的保濕產品，不論是化妝水、乳液、精華液、面霜、收斂水、控油乳，通通都停；這星期只用清水洗臉。

「只用清水洗臉，不會洗不乾淨嗎？」小美問了每個患者都會問的第一個問題。

「不上妝，就不需卸妝，單純環境中的髒污，雖然清水洗不乾淨，但是妳的臉正在發炎，發炎的皮膚最需要的是休息，不是清潔。」

「什麼都不擦，只擦藥？那不會很乾嗎？」小美又問了每個患者都會接著問的第二個問題。

「今天開的藥膏，本身就是做成乳霜製劑，也會有一定的保濕效

果，然而，這畢竟是藥，只能短時間使用，下星期開始，我再教妳如何使用保養品。」我叮嚀她，藥膏能在短短幾天就改善臉上的紅腫發炎，之後臉就會開始脫皮。

如果脫皮不會讓她太緊繃、太不舒服，可以暫時忍耐幾天；如果真的很乾很不舒服，也可以用凡士林油膏薄薄擦，凡士林造成過敏的風險最低、又可以迅速緩解乾燥不適。

出油多的皮膚，在發炎好了以後，可能會開始出現臉泛油光的情形，如果臉上油光會造成困擾，可以一天內，多次用清水潑臉、毛巾按乾就好。所以首要關鍵就是：停用所有保濕產品，保養從零開始。

➕ 選擇溫和洗面乳最重要

一星期後的小美，臉上少了疑慮，多了自信，我也放心許多。於是我開始教她，治療青春痘第一個需要調整的保養品：**洗面乳**。

青春痘治療，短則需要數個月，長則須要半年以上，如果患者不信任醫師，不能連同保養都配合醫囑，想要治療青春痘，鐵定失敗！難道青春痘的治療，保養品就是通通不擦嗎？那也未免太簡單了吧！

治療青春痘，保養品絕對有加分的效用，但是怎麼選，怎麼用，可不是看廣告、拼低價、聽人介紹就知道。

青春痘的肌膚，清潔很重要，但是千萬不要過度清潔。市面上很多宣稱針對青春痘肌膚的洗面乳，都強調深層清潔、代謝粉刺、殺菌控油，然而很可惜的，這三樣功效，都不是青春痘洗面乳最重要的角色。

青春痘洗面乳最重要的功效，是溫和！溫和！溫和！很重要所以要講三遍！

青春痘是需要治療的皮膚疾病，在治療的過程中，一定會用到含酸類的藥品或保養品，所以溫和清潔，才是針對青春痘的洗面乳最需要強調的功效。我的門診中，最怕碰到患者，洗了太強的洗劑，還沒開始治療，臉就乾燥、脫皮，皮膚太乾又會想擦乳液，變成洗太乾、擦乳液、長粉刺的惡性循環。

所以青春痘皮膚，首要調整的保養品，就是洗面乳。配方溫和的洗面乳很多，然而，不是產品宣稱溫和就絕對溫和，也不是看擠出來的泡泡綿密持久就是溫和；**買保養品最需要看的是成分表（Ingredients）**，通常是一整段密密麻麻的英文字，有時候放在外盒，有時候放在瓶身不起眼的地方，然而通常成分表的字都寫得非常小，而宣稱療效的字句卻會滿版加粗，看懂成分表，你需要皮膚科醫師協助。

請把洗手台上那些強調可以洗掉粉刺、淨化毛孔、深層清潔的洗面乳，拿給你的皮膚科醫師，請醫師幫你看看是否需要調整，去蕪存菁，青春痘治療才能事半功倍。

專科醫師的貼心叮嚀

治療青春痘

- 停用保濕產品，保養從零開始。

- 第一個需要調整的保養品。青春痘皮膚需要溫和的洗面乳，避免深層清潔、去角質、控油這些配方。

- 買保養品最需要看的是成分表（Ingredients），要看懂成分表，需要皮膚科醫師協助。

第12堂

青春痘保養，防曬優先

青春痘屬於發炎性反應，一旦發炎好了，都會留下色素沉積，在色素生成的當下，如果皮膚接受到紫外線的刺激，色素會產生更多；所以在痘痘發炎改善的時候，開始防曬，對減輕色素沉積也有幫助。

　　經過兩星期的治療，小美的臉，終於從一開始的敏感、發炎，合併大小痘痘的情形，逐漸和緩下來，現在臉上以粉刺為主。

　　「今天要開始擦 A 酸了！」我對回診的小美，開門見山的說。

　　「會不會又跟之前一樣？全臉都爛掉？」小美一聽到酸，開始露出恐慌的神情。

　　「不用擔心，外用 A 酸分好幾種，今天開的 A 酸刺激性不高，但是少部分的患者，擦完隔天會脫皮。」

　　「脫皮？那怎麼辦？會不會又跟上次一樣？」

　　「別擔心脫皮，因為你現在開始，白天要擦防曬。」

　　「防曬？醫生你有沒有說錯，為什麼不是擦保濕，是擦防曬？」

🗂️ 先防曬，再保濕

我拿起手邊的一罐防曬乳，指著成分表，對小美說：「這樣一罐防曬乳，裡面 90% 的成分，都是乳化劑、保濕劑，只有 10%，是防曬劑。」

「醫師，你是說，這罐是黑心防曬乳嗎？」小美總是能從完全不一樣的角度來解讀資訊。

「不是啦！防曬劑有法定濃度，大部份防曬劑的濃度，最高上限就是 10%！」

「喔！所以醫師你的意思，是用防曬乳當保濕嗎？」

我點點頭，繼續跟她解釋防曬的重要性。

外用 A 酸會有光敏感性，也就是擦了 A 酸之後，白天曬到太陽，容易發紅，所以使用外用 A 酸抗痘時，我都會叮嚀病人要開始防曬。除了物理性的遮蔽像是戴帽子、戴口罩、撐陽傘之外，直接擦防曬乳也是很有用的方法。再者，青春痘屬於發炎性反應，一旦發炎好了，都會留下色素沉積，在色素生成的當下，如果皮膚接受到紫外線的刺激，色素會產生更多，所以在痘痘發炎改善的時候，開始防曬，對減輕色素沉積也有幫助。

防曬乳為了溶解不同化學特性的防曬劑，通常會加入乳化劑；為了調和成均勻的質地，會加入保濕劑，所以防曬乳會有保濕效果。

青春痘的皮膚，很怕過多的保濕成分阻塞毛孔，所以防曬乳液優先，如果白天單用防曬乳，臉上不會太乾，這樣就好；晚上洗完臉後如果還是很乾，才需要額外擦保濕乳液。

📁 防曬乳怎麼選才對？

「那要選哪個牌子的防曬乳呢？」小美接著問。

「**防曬乳，一定要有效阻擋紫外線，不然就真的只是一罐保濕乳。要選經過第三方檢驗、真正具有防曬能力的防曬乳。夏天選擇質地清爽的乳液，冬天選擇質地潤澤的乳霜，就可以了。**」

針對防曬乳的防曬係數，以往只有廠商自己寫，卻沒有人檢驗，所幸從四年前，就有皮膚科醫師開始檢測市售的防曬乳，只要在 google 打上「防曬乳檢測」就可以知道台灣市售的防曬乳到底誰的防曬效能好。

另外，請選**大廠牌**，有些歐系及美系的跨國品牌，確實在防曬成分調配及研發上面，獨步全球，所以選擇大廠牌，比較不敢造假。

請選**合理價位**，這裡說的合理價位，不是貴就好，更不是越便宜越好。其實好的防曬成分，特別是新型防曬劑，原料並不便宜，我常常跟患者說，一罐 30ml 的防曬乳，市售價格在 800 元到 1200 元台幣之間，我認為是合理的價位。太貴的，你買了也捨不得擦；太便宜的，很可能它就只是一罐乳液而已。所以，聰明選購、確實防曬，才是正確的保養方法。

專科醫師的貼心叮嚀

青春痘防曬優先

- 青春痘的皮膚，很怕過多的保濕成分阻塞毛孔，因此防曬優先，保濕次之。

- 防曬乳請選擇有防曬效力，最好通過第三方檢測證實防曬效果，夏天選擇質地清爽的乳液，冬天選擇質地潤澤的乳霜。

- 青春痘會造成色素沉積，除了擦防曬乳，也要記得用物理性的遮蔽像是戴帽子等衣物遮蔽、戴口罩、撐陽傘等，確實防曬。

第 12 堂：青春痘保養，防曬優先

化學換膚可以治療青春痘嗎？

我通常會在粉刺階段時建議患者，如果經濟能力許可，可以在外用藥物的規律使用下，開始併行化學性換膚，藉助高濃度的酸類，來加速粉刺成熟，進而降低粉刺變成痘痘的機會。

幾個月不見的小美，出現在我的診間。看著她的臉，又紅又乾，雙頰、額頭、下巴都埋著大大小小的痘痘，皮膚表面卻紅腫脫皮，我趕緊瞄了一下病歷，上次回診，是好幾個月前，病歷上寫著 **「痤瘡（即青春痘）」**，目前只剩下粉刺及色素沉積，建議可做化學性換膚」。

看著她的臉，我猜想今天應該是臉上的膚況讓她回診，不過，老師有教，「主訴」一定是要病人自己說的才算數。

「小美你好，今天什麼問題呢？」

「醫師！救救我的臉！」小美哭喪著臉，很著急的這樣說。

「你上次來，是因為青春痘接受治療，不過已經是三個月前了。最後一次擦藥是什麼時候呢？」

「上次的藥，擦完後就沒再擦了。」

「青春痘治療需要擦藥擦到粉刺完全清除，才算成功一半，之後還是要繼續用藥物或是保養品來調整膚質。」

「可是醫師，你上次跟我說，可以進行換膚，我有問你，你說可以用果酸、杏仁酸換膚，所以我就開始用了，結果，膚況就越來越糟糕，變成今天這樣。」

聽小美這樣說，我立刻就明白，發生了什麼事。

治療藥物為主、換膚為輔

青春痘的治療，不光只是藥物與保養，調整飲食、生活配合也很重要。

關於藥物治療，一開始需要口服藥抗發炎、減少細菌（痤瘡桿菌），等到發炎的痘痘消了，只剩下粉刺，可以借助外用藥物，或是理療成分的保養品，來把像地雷一樣的粉刺清除。

一顆包在皮膚裡面，沒有對外開口的閉鎖性粉刺，由毛囊深層慢慢成熟、移動到毛囊表層，最後脫落的過程，短則數週，長則數個月，在這過程中，如果患者作息不正常、飲食吃太過油膩、或是突然遭遇壓力很大的事件，像是大考、面試、表演上妝等，往往就會讓這些地雷直接引爆，於是粉刺就變成痘痘，所以我通常會在粉刺階段時建議患者，如果經濟能力許可，可以在外用藥物的規律使用下，開始併行化學性換膚，藉助高濃度的酸類，來加速粉刺成熟，進而降低地雷直接引爆的機會。

外用的Ａ酸、杜鵑花酸、果酸、杏仁酸，都可以幫忙粉刺成熟、排出，這些成分當中，又以分類屬於藥品的Ａ酸、杜鵑花酸，效果比較顯著，藥品需要醫師處方，而果酸、杏仁酸則屬於保養品成分，一般市售的保養品可以添加。然而，上述這些酸，都有刺激性，不當使用，就會弄巧成拙，造成皮膚敏感、發炎。

因此**青春痘的治療，以藥物為主、換膚為輔**，千萬不要本末倒置。只是很可惜的，市面上很多保養品或是美容單位，都過度強調酸類保養品、果酸換膚的療效，甚至批評專門治療青春痘的外用 A 酸。

✚ 換膚不當，膚況更糟糕

「我去做臉，她們都跟我說，A 酸不能一直擦，擦了皮膚會變薄，所以我就停藥，開始擦她們的保養品。」

「**A 酸擦了會讓角質層排隊站好，比較不容易塞住毛囊變成粉刺，但是 A 酸不會讓皮膚變薄！**」我已經聽過太多次一樣的說法，所以說這句話時，我幾乎不用思考。

「可是醫師，你也是叫我做換膚，為什麼我會越來越糟呢？」

「我是皮膚科醫師，我會隨時根據你臉上的膚況、目前的用藥，來調整你的治療，當初提到你可以用化學性換膚來加速粉刺代謝，並不是叫你停掉所有青春痘用藥，只做換膚啊！」小美聽完之後，恍然大悟的點點頭。

化學換膚在皮膚科學中，不只是一個章節而已，是厚厚的一本教科書，從藥物的成分、濃度、停留的時間、作用深度，都有詳細的操作定義；治療青春痘，也需要了解毛囊的基本構造、青春痘的成因、對應的治療，絕對不是單純的來做臉、清粉刺、買保養品，就可以處理的來。

很可惜的，台灣現行的法規，完全沒有約束化學性換膚，所以菜市場、美膚中心都看的到大刺刺的紅布條拉在門口，上面寫著「果酸換膚一次 399 元」，在沒有任何法律約束下，只要是人，都可以進行化學性換膚。

這樣泛濫、只問價錢、不看專業的下場就是「皮膚因為反覆換膚而發炎、脫皮、敏感，青春痘卻依然猖獗」。

小美聽完以後，點點頭，臉上的表情看來篤定許多，我看著她的背影走出診間，拿起手邊的茶杯，喝下一口茶，這時候，小美突然回過頭來，多問了一句：

「醫師，那我可以用水楊酸嗎？」

聽到這句話，我含在口裡的茶差點噴出，強忍之下只能死命的搖頭，心裡默默祈禱，這些叮嚀，千萬要聽進心裡，化成行動，才不會瘦了荷包又壞了皮膚啊！

專科醫師的貼心叮嚀

關於換膚

- 青春痘是毛囊發炎的疾病，需要吃藥擦藥治療；酸類換膚可以輔助，但不能取代青春痘治療。

- 化學換膚依據不同的物質、濃度、時間，需有嚴謹的操作方式，才會有效又不傷害皮膚。

- A酸、杜鵑花酸屬於藥品，需要醫師處方才能使用，果酸、杏仁酸屬於保養品，市售保養品可以添加；正在治療的青春痘皮膚，使用酸類保養品，須在醫師評估建議後再開始使用。

色素痘疤該怎麼辦？

青春痘的痘疤分兩種，一種是色素，會自己退掉，另一種是凹洞，凹洞就不會消失；色素可以擦藥、擦保養品淡化，而凹洞就需要雷射來幫忙了。

起初臉上「峰峰相連到天邊」的小美，現在成了「青海的草原」，痘痘雖然進步了，然而臉上紅紅黑黑的痘疤、痘印，不論遠看還是近看，都還是很明顯。

「醫師，我的臉上色素不均，有黑痘疤，有紅痘疤，好醜喔！該怎麼辦？可以打雷射嗎？」

「當然可以啊，不過還是要看痘疤的顏色，跟當時的膚況。」

青春痘的痘疤分兩種，一種是色素，會自己退掉，另一種是凹洞，凹洞就不會消失；色素可以擦藥、擦保養品淡化，而凹洞就需要雷射來幫忙了。

🗂️ 紅痘疤建議打雷射

青春痘造成的色素型痘疤，會先從紅色，慢慢變成深咖啡色，只

要變成深咖啡色，就會逐漸淡化到消失，最後變成正常的膚色，這個過程，大約三到六個月。

不論是**紅痘疤**或是**黑痘疤**，都可以借助雷射淡化，通常只有歷久不退的紅痘疤，我才會建議使用雷射。

「為什麼紅痘疤才打？難道黑痘疤就不是痘疤嗎？」相信你心裡也想問這個小美問的問題。

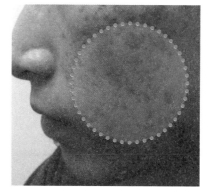
▲青春痘長完後留下紅色的色素型痘疤

紅痘疤，也就是一直很紅的痘疤，通常是因為之前痘痘發炎太厲害，造成血管擴張或是增生，才會一直紅，血管一旦增生了不會自己消失；而黑痘疤則是正常皮膚發炎後都會產生的色素沉積，時間久了，都會自己消退。

➕ 黑痘疤會自己痊癒

「那，黑痘疤要多久才會自己退？」

「如果都沒長新的痘痘，造成新的發炎、色素，一般臉上黑色的痘疤大約三到六個月，就會自己退。」

「什麼？那我還要醜這麼久？我看很多醫美廣告，都說可以打黑色的痘疤，為什麼黑痘疤不能打雷射？」

「不是不打，時候未到。」我想像自己拿著佛珠的樣子這樣回答。

➕ 反覆打雷射，皮膚反變黑

黑痘疤，也就是黑色的痘疤，叫做發炎後色素沉積，屬於人類都會有的正常生理現象，如果強用雷射去除，雖然色素都被雷射擊碎了，但是皮膚又啟動了一次發炎反應，發炎又會引發新的色素沉積，到最後會搞不清楚，我們到底是在處理青春痘色素沉積，還是在處理雷射後色素沉積。

「怪不得我之前打雷射，起初覺得很有效，一個月之後，又變的更黑，只好再去打。」小美似懂非懂的點點頭。「那我現在只能等它自己消退嗎？」小美接著問我。

「青春痘造成的色素沉積，我會建議，先使用低單價、低風險的方式，像是擦含有抑制色素生成、抗發炎成分的藥物或保養品，同時做好防曬，等到痘痘穩定，粉刺數量減少時，再考慮用雷射來淡化色素。」

➕ 可以打美白針嗎？

「既然現在不能打雷射，我朋友推薦我去打美白針，那個有效嗎？」
「美白針的療效，到目前為止都沒被認可，而打針會有感染、過敏的風險，只要遇過一次，通常後果都很嚴重，所以我從來都不建議民眾打美白針！」

美白針是經由靜脈注射，把藥品直接打入體內，由於是注射，如果消毒不全，而讓細菌、病毒藉由針劑進入體內，往往會引起嚴重的感染，輕則局部腫脹、發燒，重則變成敗血症，會有生命危險。如果被施打的人對那個藥品過敏，會因為直接注射而讓過敏的反應來的又急又快，而嚴重的過敏反應會引發休克、甚至死亡。

最重要的是，美白針的效果到現在都無法被證實，冒著有可能對生

命造成威脅，去施打一些效果不明確的藥品，萬一真的發生了感染、過敏，真的是得不償失啊！

小美突然愣住了，停頓了幾秒鐘，她接著問了我一句：「醫生，為什麼妳說的跟別的醫美診所都不一樣，他們都叫我要做這個做那個，只有妳說做這個怎樣不好，做那個沒有必要。」

「我如果都沒有這些雷射的設備跟儀器，叫你不要做，可能是因為我眼紅別人；但是，針對痘疤的雷射，我這裡都有，還叫妳不要做，就是為了妳著想。」

最近十年來，醫美氾濫，為了製造更多的需求，很多醫美業者都過度誇大療效，他們的出發點很簡單：賣越多，賺越多。然而我是醫師，如果因而製造出患者後續的問題，我就過不了自己這一關，但是看到患者充滿信賴、衷心感謝的神情，我覺得，那是鈔票買不到的捨我其誰。小美走出診間，這次沒有回馬槍，我安心的喝了口茶，把本來很想說出口的話，連同茶一起吞進肚裡：「佛系醫美就是，不推銷、不鼓吹、不誇大療效、不避談風險，緣份到了，自然會有生意上門。」

專科醫師的貼心叮嚀

色素痘疤

- 青春痘造成的色素型痘疤，會先從紅色，慢慢變成深咖啡色，最後變成正常的膚色，過程大約三到六個月。

- 紅痘疤，是因為痘痘發炎造成血管擴張或是增生，可以借助雷射改善；黑痘疤是皮膚發炎後的色素沉積，時間久了會自己消退。

- 美白針的療效還沒被認可，打針會有感染、過敏的風險，不建議民眾施打。

第 **15** 堂

痘痘不要擠就不留疤

青春痘產生的疤痕，凹的多、凸的少，凹的痘疤，治療方向大多是利用「破壞後新生」的原理，來促使皮膚產生新的膠原蛋白，進而讓凹陷的疤痕向上提升。

原本以為痘痘控制良好的小美，回診會很開心目前的戰果，沒想到，小美一開口，就是苦戰的開始。「醫生，妳看，我這裡有凹洞！」小美指著額頭上一個凹陷的痘疤，這樣跟我說。

「嗯！真的是個凹洞。」

「怎麼辦？」小美非常介意這個凹洞。

「這個就真的需要借助雷射、或是手術了。」

凹洞痘疤

青春痘產生的疤痕，凹的多、凸的少，**凹的痘疤**，治療方向大多是利用**「破壞後新生」**的原理，來促使皮膚產生新的膠原蛋白，進而讓凹陷的疤痕向上提升。

破壞後新生的方法有很多，像是化學換膚、雷射，適用於比較表淺的凹洞；而手術、填充物注等這些侵入性的治療，則比較適合用來對付深層的凹洞。

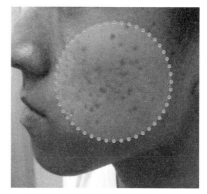
▲青春痘長完後留下的凹洞痘疤

然而，一個人的臉上，可能同時存在深淺不一、形狀大小不同的凹洞，所以針對凹陷的痘疤，通常需要混合多種治療，依照時序，逐次進行。

對付凹洞痘疤的武器雖然多，也一直在推陳出新，但是到目前為止，沒有一種方法可以一次到位，讓凹洞完全弭平，多半需要多種方法併行，而且需要多次治療，才能達到讓人滿意的成果。

➕ 突起痘疤

突起的痘疤，醫學上稱為「**肥厚性疤痕**」，可以施展的武器也不少。

最常見的是針對突起的疤痕打針、做冷凍治療、擦或貼矽膠、施打特定波長的雷射，讓突起的疤痕軟化、進而變平。

然而，外觀看起來突起來，面積超過原本受傷範圍的疤痕，稱為肥厚性疤痕，通常是患者本身體質的關係，容易讓疤痕組織增生到超過原來受傷的面積，因此在處理的當下，也要很小心，不要因為治療本身，又造成新的傷害，誘發新的肥厚性疤痕。

➕ 及早治療，事先預防最重要

「請問醫師，治療痘疤這麼多種方法，你認為最有效的是哪一種？」耐心的聽完我的解說之後，小美跟我直球對決。

「其實不論怎麼混合、怎麼治療，青春痘的凹洞，都只能改善，卻無法讓凹洞完全填平，回到像沒長痘痘的那個時候，至於哪個方法最有效嘛～嗯……確實有！」

「是什麼？」小美的眼睛亮了起來，等著我說出答案。

「最有效的方法，就是及早治療青春痘、預防永久性痘疤！」

一樣都青春，為什麼有的人臉上即使滿滿的粉刺，卻能船過水無痕，不帶走一片雲彩？有的人長痘痘卻是凡走過必留下痕跡？針對這個讓人搥心肝的現象，科學家們也是絞盡腦汁想要解答，最近幾年的基礎研究認為，容易長青春痘的人，其實是容易產生發炎反應的體質，發炎之後啟動傷口癒合，造成疤痕產生。如果可以在一開始就喊卡，讓粉刺不要發炎，就可以讓後續的發炎、傷口、疤痕通通無從產生。簡單來說，就是在地雷沒爆之前就先成功拆彈，自然不需擔心地雷炸出一個大洞了。

及早治療青春痘，需要與你的皮膚科醫師配合，調整生活習慣、飲食內容，利用口服藥、外用藥、保養品來達到治療青春痘的短期以及長期目標。

➕ 痘痘不要擠、不要急

如果青春痘的治療，是像生小孩一樣，擠出來就好了，那全世界的皮膚科醫師可能有一半都要失業了。針對正在冒的痘痘，想要預防凹洞

痘疤，很簡單的一個原則就是：**不要自己亂擠痘痘！**

正在發炎的痘痘，判斷什麼時候可以擠、什麼情形不要擠，其實並不容易。判斷錯誤，有時候讓發炎更厲害，引發凹洞；使用的器械消毒不當，會續發感染，甚至會引起蜂窩性組織炎。所以我一概都請患者：不要自己擠痘痘！

擠痘痘雖然看起來痘痘立刻就消失了，但是卻無法預防痘痘；藥物治療雖然慢，卻能調整膚質，讓大痘化小痘，小痘化粉刺。

有痘痘，不要擠，不要急，請找皮膚科醫師，耐心配合，及早治療痘痘，預防永久痘疤。

專科醫師的貼心叮嚀

關於痘疤

- **凹洞型的青春痘疤痕**，治療方向大多是利用破壞後新生的原理，來促使皮膚產生新的膠原蛋白，進而讓凹陷的疤痕向上提升。

- 深淺不一的凹洞痘疤，通常需要混合雷射、手術、注射等多種治療，依照時序，逐次進行。

- **突起的疤痕**可以打針、做冷凍治療、擦或貼矽膠、施打特定波長的雷射，讓突起的疤痕軟化、進而變平。

- 治療痘疤最有效的方法，就是及早治療青春痘、預防永久性痘疤。

- 痘痘不要擠、不要急！正在冒的痘痘，想要預防凹洞痘疤，最簡單原則就是不要自己亂擠痘痘！

破解青春痘的迷思

我每天的門診，都會聽到很多關於青春痘的迷思，其中有些迷思，我幾乎不用思考就可以反射性的回答，另外也有些讓人哭笑不得的要求，接下來要與大家聊聊這些迷思。

➕ 擦 A 酸會讓皮膚變薄？

「擦 A 酸會讓皮膚變薄？」這問題幾乎每天都會聽到，所以後來我幾乎可以不需思考的直接回答：「**擦 A 酸會讓角質層的細胞排隊站好，不會讓皮膚變薄。**」

那到底角質層變薄，跟皮膚變薄，有什麼差異呢？

我們的皮膚分成表皮、真皮、皮下組織三層，最外層的表皮層，就像是一道牆，幫我們抵抗外在環境刺激，保護底下的組織。常常有人把表皮層比喻成磚牆，而角質層就像是磚牆外面的油漆，油漆如果不均勻，容易厚薄不均，甚至剝落，就像角質層厚薄不一，容易阻塞毛孔。

所以**外用 A 酸**，是讓最外層的油漆厚薄均勻，也就是讓角質層的細胞分化良好、排隊站好，進而達到**減少粉刺增生**的效果。至於底下

的表皮層以及真皮層，外用 A 酸的效用更多，可以**調解油脂分泌、溶解粉刺、抑制發炎反應、防止黑色素擴散**等等，外用 A 酸這麼多的效果，唯獨不會讓皮膚變薄。

所有青春痘的外用藥物、保養品當中，以外用 A 酸的效果最為全面；長期使用，可以調整容易出油、長粉刺的膚質，達到預防痘痘的效果。所以千萬不要再對外用 A 酸有誤解，歐洲、美國、亞洲的青春痘治療共識中，外用 A 酸都是第一線用藥。

保濕不夠才會長痘痘？

青春痘患者第一次就診時，我都會先問一下患者目前使用的保養品，幾乎每個人都會這樣回答我：「我的保養很簡單，就化妝水、乳液，這樣而已。」

然而，當我實際請他們帶使用的產品過來時，這些多采多姿、富有創意、名不符實的產品，通常都會給我很多驚奇，化妝水不只是水、保濕凝膠不是凝膠、卸妝水可以停留不用洗掉？

後來青春痘患者第一次就診，我都直接叮嚀他們：「**請停用所有的產品，包含化妝水、乳液、防曬乳。**」通常患者會給我一個很驚訝的表情，少部分的患者會多問一句：「可是醫生，不是保濕不夠，才會長痘痘嗎？」

有的人甚至會建立一套理論，皮膚太乾、保濕不夠，就容易代償出油，出油多才會長痘痘，所以保濕夠了，皮膚才不會出油。這套理論聽起來好像很有道理，但其實根本就不符合皮膚生理，而我觀察到一個現象，會跟你說保濕不夠才會長痘痘的人，通常是想賣你保濕產品的人。

皮膚乾是角質層含水量不夠，角質層太乾表現在外就是乾燥、脫屑，不是痘痘；出油多是皮脂腺分泌旺盛，出油多的皮膚，表現在外就是油油亮亮、毛孔粗大，並不會乾燥。唯一會出油旺盛、同時發紅脫屑的皮膚病，叫做**脂漏性皮膚炎**，並不是青春痘。

因此，**青春痘絕對不是因為保濕不夠才長痘痘！**再跟大家重複一次，青春痘的成因有四個：角質、出油、細菌、發炎，四者缺一不可。青春痘的皮膚，什麼時候適合使用保濕劑、該選用什麼產品，可以參考青春痘日常生活以及青春痘保養品選用的相關篇章（第 10 堂至第 12 堂課，第 064 ～ 075 頁），同時請根據目前的用藥與膚況，與皮膚科醫師討論。

🔲➕ 皮膚科治療痘痘的藥都含類固醇？

可以一秒鐘激怒皮膚科醫師的話裡，這句話應該會排行第一名。最常見到濫用類固醇造成副作用的人，就是皮膚科醫師，所以大部分的皮膚科醫師，比誰都小心類固醇濫用的問題。會造成類固醇濫用，通常不是同一位醫師一直開藥，通常都是患者自己去各個不同的診所要求醫師開藥，甚至自己去藥局買藥，規律回診的患者，每次都讓醫師檢視皮膚病灶的情形下，通常不會發生類固醇濫用的情形。

最常使用外用類固醇的皮膚病，是濕疹、異位性皮膚炎、乾癬，而這些疾病，最近十年來，都已經有非類固醇的替代治療，來降低類固醇副作用產生，因為皮膚科的教科書上、醫學期刊上，都會一再的叮嚀醫師，要小心類固醇副作用發生。

青春痘的患者，在常規的治療下，幾乎不會使用到外用類固醇；即使病情需要，通常醫師都會在短期之內快速拿掉類固醇用藥。所以治療青春痘，請放心，不論吃的、擦的，幾乎不會用到類固醇。

藥是素的嗎？茹素者可服用嗎？

「醫生，我吃全素，請問你今天開的口服藥，吃素的可以吃嗎？」有次門診，患者一臉誠懇的這樣問我。看診多年，會讓我第一時間答不出來的問題還真不多，這個是其中之一。

要確認是不是素食，可能要先問一下患者，在他的認知中，細菌、黴菌算不算動物，如果算，那可能連自然湧出的礦泉水、果汁都不能喝，因為裡面多少會含有細菌或黴菌的孢子。而藥品，可能也無法使用，因為很多抗生素是從黴菌當中提煉，分子生物學中，常常用到細菌來大量繁殖單一成分。

當下我趕快找藥師支援我，我們專業的藥師不去鑽研單一藥物的提煉或是製程，只很簡單的跟患者說：「包著藥物的膠囊，通常是動物來源；錠劑則沒有這個考量。」因此，茹素的患者，口服藥可以選擇錠劑、避免膠囊。

為了避免爭議，我當天沒有開任何口服藥給這位長年茹素的患者，然而，我心裡浮現了另一個想法：「擦的藥是素食可用的嗎？只要不吃下肚子，或許可以接受吧？」

🏥 治療青春痘為什麼要吃抗生素

「醫生，為什麼治療痘痘要吃抗生素？」

有一天門診，患者這樣問我，在回答這個問題之前，我想先跟大家解釋，什麼是抗生素。**抗生素**，是殺細菌的藥，不是抵抗生命的藥，更不是抑制生長發育的藥。如果不分疾病、不論健康生病與否，都施打抗生素，會把好菌壞菌一起殺死，破壞環境的平衡，進而衍生出抗藥性的細菌，會造成公共衛生的問題。認識了抗生素，我們再來回答為什麼青春痘要吃抗生素。

正如上面所說，青春痘會發生，有四大原因：粉刺、出油、細菌、發炎，缺一不可，因為有細菌在裡面，所以治療會用到殺死細菌的抗生素。而青春痘常用的抗生素，像是四環黴素（Doxycyline）、米諾環素（Minocycline），除了殺細菌有用，抗發炎的效果也被廣泛認可，應用在青春痘的皮膚上，可以達到抑制細菌、對抗發炎的效果。

青春痘是皮脂腺、毛囊發炎性的皮膚疾病，請不要聽路邊的叔叔阿姨、幫你做臉的姊妹大媽、或是網路上面不明人士的不專業評論。醫學是科學，不能憑感覺，有任何治療上的疑慮，請與你的醫師討論，了解青春痘的成因，才能理解青春痘的用藥。

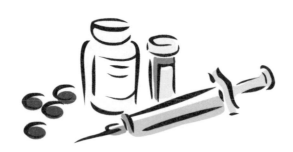

⊞ 抗痘觀念要正確

青春痘是毛囊皮脂腺發炎性疾病，需要為期數個月的治療，目前青春痘的治療，在規律的藥物控制下，大約九成的患者都可以妥善控制，然而臨床上，卻發現很多痘痘患者，接受治療的效果不好，其中很大一部分，就是他們的生活作息、清潔保養，並沒有建立正確的觀念。

就像糖尿病的治療，從口服降血糖藥、到施打胰島素，在規律的藥物控制下，血糖不會不好控制，不好控制的是飲食習慣與生活作息。生病了應該看醫生，尋求正確的治療，然而想要恢復健康，絕對不能只靠醫師的處方，更重要的，是患者能夠替自己的健康負起責任，遵從醫囑、調整習慣、不輕信偏方，對任何聲稱有益健康的醫療訊息，都要小心查證，審慎評估。

**專科醫師的
貼心叮嚀**

青春痘的迷思

- **外用 A 酸**不會讓皮膚變薄，而是讓角質層排隊站好。長期使用，可以調整容易出油、長粉刺的膚質，達到預防痘痘的效果。

- **青春痘的成因**為粉刺、出油、細菌、發炎，但絕對不是保濕不夠才會長痘痘。

- **治療青春痘**，不論吃的擦的，幾乎不會用到類固醇。即使病情需要，通常醫師都會在短期之內快速拿掉用藥。另外，也可能會用到口服抗生素，可以抑制細菌、對抗發炎。

- **茹素的患者**，口服藥可以選擇錠劑、避免膠囊。

A 酸、杜鵑花酸、水楊酸
分得清楚嗎？

臉上的保養品，只要冠上一個「酸」字，就好像有魔法一樣，可以多效合一，同時美白、保濕、抗痘、抗老，真的是這樣嗎？到底我們常常聽到用在皮膚上的酸，功用是什麼？什麼膚質的人適合？

　　用在皮膚上的酸，大致上可分為藥品跟保養品兩種等級，需要醫師開處方才拿到的酸，屬於藥品；走進店裡、網路上動動手指就可以買到的酸，屬於保養品，不過，這其中還是有些例外，底下的個別討論中會分別提到。首先，皮膚常用的酸，藥品等級的有外用 A 酸、杜鵑花酸、水楊酸。

➕ 外用 A 酸

　　外用 A 酸在青春痘治療的外用藥品之中，可以一次解決痘痘發生的成因：粉刺、出油、發炎等問題，而這只有 A 酸辦的到。甚至有些研究指出，外用 A 酸有預防老化、甚至預防皮膚癌的功用，因此，說

外用 A 酸是外用酸中的皇上，一點也不為過。

　　外用 A 酸其實是一大類藥品的統稱，細分之下可以分成第一代、第二代、以及第三代外用 A 酸，目前廣泛使用在青春痘的是第一代以及第三代 A 酸。**A 酸可以代謝角質、溶解粉刺、加速粉刺排除，也可以抑制油脂分泌。**除了青春痘以外，乾癬、毛孔角化或是其他角化嚴重的疾病，醫師也會使用外用 A 酸來控制。雖然 A 酸的效果明確，但普遍來說，外用 A 酸需要至少連續擦藥一個月以上，才能看到粉刺鬆動、出油減少的現象，然而外用 A 酸的刺激性偏強，剛開始使用時，可能會產生脫皮或是皮膚乾燥。此外，外用 A 酸也有**光敏感**的特性，大部分使用者在用了一到兩週後，會發現皮膚好像沒有以前那麼強壯，吹一下風、曬到太陽，就容易發紅，因此使用 A 酸期間，會建議使用溫和的洗面乳、早上搭配防曬乳，晚上適度保濕，讓治療能夠順利進行。

　　有些保養品，會添加含有 A 酸衍生物像是 A 醛、A 酯等成分，雖然效用沒有外用 A 酸那麼好，但是刺激性會下降，這些 A 酸衍生物，不需要醫師處方，一般保養品都可以添加，但是，衍生物就不是皇上本尊，效果當然就大打折扣了。

➕ 杜鵑花酸

　　杜鵑花酸聽起來好浪漫，其實它跟杜鵑花一點關係也沒有，正確的化學名稱，叫做壬二酸。雖然它的中文名字是個美麗的錯誤，可是我還是很喜歡這樣稱呼它，患者也很容易就記起藥品名稱，讓後續的溝通簡單許多。

　　皮膚病中可以用杜鵑花酸治療的還真不少，青春痘、肝斑、色素不均、酒糟，都可以使用杜鵑花酸。**杜鵑花酸的功用，主要是抗痘，它可以抗發炎、殺菌、溶解粉刺，**然而，它更迷人的一個功效是**淡化色素，**

因此具有美白的功用。

看到這裡，會發現杜鵑花酸功用很多，好像一點也不遜於 A 酸，其實，杜鵑花酸雖然功用多，但臨床上用杜鵑花酸，多半是搭配其他外用藥一起偕同治療，單用杜鵑花酸的治療，不論是治療痘痘，或是控制酒糟、肝斑，效果都只是差強人意。

杜鵑花酸看似擁有十八般武藝，卻是輔助治療的角色，多過於獨挑大樑，有時候是想轉換治療方式，讓患者平安度過這段過渡時期的權宜之計。

杜鵑花酸使用起來有刺激性，因此第一次使用時，我都會建議患者，從少量、局部開始塗抹，剛擦完會有灼熱、刺激的感覺，這個刺激感，通常幾分鐘就過去了，持續使用下，刺激感會慢慢越來越輕微，然而如果每次使用，刺激的時間都超過一個小時，或是一定要洗掉才不會刺激，通常我就會建議患者停止使用。

🔲 水楊酸

水楊酸有個別名，叫做 BHA，早期會稱它為 B 柔膚酸，低濃度（小於 2%）的水楊酸屬於保養品，因此很多保養品都聲稱含有水楊酸，在台灣也確實可以在保養品中添加。超過 2% 的水楊酸，分類上就屬於藥品，需要醫師處方才能使用。水楊酸具有**去角質、抗發炎、殺菌**的效用，因此添加水楊酸的保養品中，可以宣稱抗痘的功效。較高濃度的水楊酸，常用在皮膚病治療，像是角化嚴重的香港腳、慢性濕疹等。水楊酸藥膏可以軟化角質，輔助其他外用藥物治療，讓藥物吸收更好。更高濃度的水楊酸，可以用在治療腳底、手掌的病毒疣，也是利用它強力去角質的功用，讓被病毒感染的皮膚逐漸剝落。

值得注意的是，門診常常見到有青春痘的患者，平常使用含抗痘成分的洗面乳、保養品，這些往往都會添加水楊酸，而當患者開始接受青春痘藥物治療時，就容易發生皮膚乾、刺激、發紅、脫皮等現象，讓治療必須中斷，因此在接受青春痘正規治療時，請務必跟醫師討論目前使用的洗面乳、保養品，避免使用刺激性高的保養品，才不會讓青春痘的治療藥效還沒出來，副作用卻先跑出來。

水楊酸低濃度時可以添加在保養品中每天使用，高濃度時可以治療病毒疣，不同濃度，有不同療效，也是水楊酸的特色之一。

專科醫師的貼心叮嚀

A酸、杜鵑花酸、水楊酸的特色

外用A酸	杜鵑花酸（壬二酸）	水楊酸
•可以一次解決痘痘發生的成因：粉刺、出油、發炎，還有預防老化、甚至預防皮膚癌的功用，常用在治療青春痘、乾癬、毛孔角化，或其他角化嚴重的疾病。	•杜鵑花酸就是壬二酸，常用在治療青春痘、肝斑、色素不均、酒糟，具有抗發炎、殺菌、溶解粉刺、淡化色素的功用，因此具有美白效果。	•水楊酸又叫B柔膚酸，低濃度（小於2%）的水楊酸屬於保養品，超過2%屬於藥品，需要醫師處方才能使用。
•外用A酸具刺激性，剛開始使用時，可能會產生脫皮，或是皮膚乾燥，另外也有光敏感的特性，使用A酸期間，需要選用溫和的洗面乳、早上搭配防曬乳，晚上適度保濕。	•杜鵑花酸使用起來有刺激性，因此第一次使用時，從少量、局部開始塗抹，如果每次使用，刺激的時間都超過一個小時，或是一定要洗掉才不會刺激，通常我就會建議患者停止使用。	•水楊酸具有去角質、抗發炎、殺菌的效用，水楊酸藥膏可以軟化角質，輔助其他外用藥物治療，讓藥物吸收更好。更高濃度的水楊酸，可以用在治療腳底、手掌的病毒疣。

第 18 堂

美膚保養品你選對了嗎？

如果把外用酸類藥品當成王室成員，那保養品應該就是後宮佳麗了，接下來介紹三種保養品內常見的酸：玻尿酸、果酸、傳明酸，對應到後宮佳麗，分別就是酸類保養品中的皇后、貴妃、丫鬟。

🗂️ 酸中之后：玻尿酸

玻尿酸雖然名字聽起來是酸，其實它並不酸，它的正確化學名稱叫**糖胺聚多糖**。玻尿酸廣泛的存在人體的細胞間質當中，我們的皮膚、軟骨、關節、眼睛、肺臟、心臟當中，都有玻尿酸，而人體的玻尿酸中，超過一半都存在皮膚組織中。

玻尿酸最重要的生理功能就是吸水、保濕、潤滑，年輕的皮膚玻尿酸含量多，因此皮膚看起來飽滿、光滑、有彈性。老化的皮膚除了表皮層玻尿酸喪失外，真皮層的玻尿酸合成也會減少，所以皮膚看起來就會乾燥、萎縮、缺乏彈性。因此，想要讓皮膚維持在年輕含水量多的狀態，如何讓皮膚玻尿酸不要喪失，就變得很重要了。

　　玻尿酸無色、無味，吸水之後會變成黏稠的膠狀物，看起來透明、摸起來不油膩，因此很多外用保養品都喜歡添加玻尿酸，然而，你如果以為用擦的玻尿酸，就可以吸收到真皮層，幫助皮膚抗老，那可就誤會大了！

　　為什麼呢？因為玻尿酸是分子量很大的聚合物，因此根本無法穿透表皮層，被真皮吸收，含有玻尿酸的外用保養品，都只能讓角質層吸水、潤滑，達到保濕的效果，保養品中的玻尿酸是無法被真皮層吸收、甚至也無法達到抗老回春效果的！

　　很難理解嗎？打個比方來說，我們的皮膚就像一棟房子，玻尿酸就像想放進房子裡的椅子，房子的窗戶裝有紗窗，空氣、水、灰塵都可以透過紗窗的孔洞進到屋子裡，但是不論紗窗的孔洞多大，都不可能讓一把椅子通過紗窗進到屋子裡來。因此，真正想要讓椅子進到屋內，只有另謀出路，最簡單的方法，就是開門！

　　怎麼讓皮膚開門呢？最常用的方法是打針，我們常常聽到施打在皮膚的填充物，填充物當中最被廣泛應用的就是玻尿酸。其實除了皮膚會直接用打針來補充玻尿酸外，退化性關節炎的患者也可以在關節腔內施打玻尿酸，來讓關節潤滑性增加、減少骨頭的摩擦，這也是幫關節「開門」補充玻尿酸的常用方法。

　　玻尿酸大量的存在人體當中，構成了我們重要的組織、器官，不但可以用擦的，還可以用打的，它的吸水性高，廣泛的運用在具保濕性的保養品中，吸水後的玻尿酸質地清爽，晶瑩剔透看起來很高級，廣受消費者及化妝品界的喜愛，因此我封它為「酸中之后」。

📁 酸中貴妃：果酸

　　杜鵑花酸跟杜鵑花無關，玻尿酸其實並不酸，蜂窩性組織炎跟蜜蜂沒有關係，醫學當中似乎很常有這種圖文不符的名稱出現，但是果酸不是，果酸是貨真價實的酸，而且它來自水果，所以叫果酸。

　　廣義的果酸就是指 A 柔膚酸，廣泛的存在水果當中，柑橘類水果中有檸檬酸、甘蔗裡面有甘醇酸、牛奶與番茄中有乳酸、蘋果中有蘋果酸、葡萄中有塔塔酸，這些酸因為都有共同的化學特徵，因此分類上都屬於 A 柔膚酸（α-Hydroxy acids）。

　　狹義的果酸就是專指甘醇酸（Glycolic acid），是 A 柔膚酸中第一個被發現的成員，同時也是 A 柔膚酸中分子量最小、最容易被皮膚吸收的一個。有些 A 柔膚酸，會接上親脂性強的鏈結如苯環，讓酸類的脂溶性變好、更容易被油性皮膚吸收，這類的 A 柔膚酸有杏仁酸、二苯乙醇酸。

　　我們常常聽到的**果酸換膚**，大多是使用高濃度的甘醇酸，在低 PH 值的溶液下，短暫的接觸皮膚來施作，其實是一種化學性換膚，持續使用甘醇酸換膚，可以去角質、促進表皮層更新、促進真皮層膠原蛋白新生、抑制黑色素散佈，因此具有抗痘、抗老化、淡化斑點的效果，然而這些高濃度的甘醇酸換膚，由於刺激性強，需要在醫師評估膚況下，在醫療院所施行。

　　你一定覺得很奇怪，明明很多美容院都做果酸換膚啊，並不是只有醫院或診所才會做，美容院跟醫院的果酸有什麼差別？依照台灣現行的法律規定，市售的保養品如果含有甘醇酸，或其他 A 柔膚酸，產品的 PH 值必須超過 3.5。PH 值高於 3.5 的甘醇酸溶液，其實只有保濕、輕微去角質的效果，雖然可以在美容院甚至在家使用，但是效果就不像化學性換膚那樣的顯著。

果酸來自天然水果，低濃度可以居家使用，有保濕效果，高濃度、低 PH 值可以在醫療院所當成化學性換膚，也可治療痘痘、淡化色素，這種特性，彷彿出身民間，卻深受寵愛的貴妃，進得了廚房、出得了廳堂，因此我封它為「酸中貴妃」。

📋 酸中丫鬟：傳明酸

傳明酸是使用範圍非常廣泛的一種成分，不論口服、針劑、外用都可以，神奇的是，不只皮膚科，耳鼻喉科、婦產科、血液腫瘤科都會用到它，口服傳明酸屬於藥品，它具有凝血功效，常被用來治療月經過多、或是凝血功能異常的患者拔牙前預防性投藥。此外，傳明酸也具有消腫的效果，因此喉嚨痛、扁桃腺發炎，也可以使用它來緩解症狀。

口服傳明酸對皮膚的效果，最讓人注意的，就是它可以抑制紫外線造成的黑色素生成以及血管新生，因此用在肝斑的患者身上非常適合。近幾年的研究發現，連續三個月口服傳明酸，即使只吃低劑量，也可以讓肝斑淡化。除了美白之外，傳明酸對於酒糟性皮膚的療效，也開始得到研究證實。

外用的傳明酸，由於它的性質穩定、刺激性低、無特殊味道、水溶性高，目前廣泛的使用在保養品當中，也是衛福部公告有效的美白成分之一。

傳明酸功效這麼多，但是價格卻非常的親民，因此廣泛的被使用，它不論口服、打針、外用都可以，而且不只美白有用，還可以消腫、止血、抑制血管新生。由於它不用花費高額的代價，卻具有多重角色，而且屬性溫和，我封它為「酸中丫鬟」。

一次介紹了三種常用的外用酸，它們各有各的功效、各有各的屬性，總體而言，**玻尿酸是保濕聖品，果酸具有抗痘功用，傳明酸最大的優勢在美白**，所以下次遇到保養品聲稱有「酸」在裡面，記得看清楚，是玻尿酸、果酸、還是傳明酸，不要被廣告牽著鼻子走，了解成分，才不會只是擦心酸的喔！

專科醫師的貼心叮嚀

玻尿酸、果酸、傳明酸比一比

玻尿酸	果酸	傳明酸
保濕聖品	抗痘功用	美白
• 玻尿酸廣泛的存在人體中，保養品中添加玻尿酸的主要功能為保濕，讓表皮層濕潤，保養品中的玻尿酸無法吸收到真皮層。	• 果酸來自水果，狹義的果酸是甘醇酸，低濃度的甘醇酸可以保濕，高濃度、低 PH 值的甘醇酸可以在醫師指示下進行化學性換膚，有抗痘、抗老化、淡化斑點的效果。	• 傳明酸有口服、針劑、外用多種用途，口服與針劑屬於藥品，外用屬於保養品，外用傳明酸可以美白，是衛福部公告的有效美白成分。

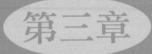

好發在
手、腳的皮膚病

- 汗皰疹癢起來怎麼辦？
- 為什麼穿新鞋就起水皰？
- 長身上了疣怎麼辦？
- 手部濕疹反覆發作該怎麼辦？
- 為什麼腳那麼臭？
- 香港腳一定會癢嗎？
- 灰指甲該怎麼緩解？
- 真的是灰指甲嗎？
- 指甲的斷裂與分岔
- 不能穿鞋的困擾

汗皰疹癢起來怎麼辦？

汗皰疹其實是一種急性濕疹，由於發炎反應又快又猛，讓組織液迅速累積在細胞之間，最後融合成一顆一顆的水皰，而誘發這種急性濕疹的情況，通常是兩種條件加成在一起的結果：體質與環境誘發。

　　皮膚病有個很有趣的現象，蜂窩性組織炎和蜜蜂沒有關係，身上長釘子跟釘子沒有關係，肝斑不是肝不好，酒糟不是愛喝酒，汗皰疹也是如此，跟汗腺管沒有直接關係。

　　那汗皰疹到底是什麼呢？**汗皰疹**是一種發在手掌、手指、腳掌、腳趾的水皰性皮疹，通常都是在短短一天之內，就在手指或腳趾側面、手掌心、腳掌心產生好多顆小小的水皰，由於手掌腳掌的皮膚較厚，在這個地方的水皰摸起來不會像水球一樣軟軟的，而是像一顆一顆鵝卵石一樣排列的很緻密、摸起來硬硬的。

　　汗皰疹有一個共通的特點就是：非常癢！有的人會癢到半夜爬起來猛抓手掌心，有的人會說，癢到非得把水皰刺破才能止癢。汗皰疹通常會反覆發作，但是每次發作間隔的時間長短不一，有的人一年發作一次，有的人一個月發作一次。

🗂️ 為什麼會有汗皰疹呢？

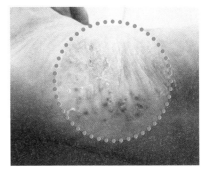

▲汗皰疹是群聚的小水皰，好發在腳掌心

汗皰疹其實是一種急性濕疹，由於發炎反應又快又猛，讓組織液迅速累積在細胞之間，最後融合成一顆一顆的水皰，而**誘發**這種**急性濕疹的情況，通常是兩種條件加成在一起**的結果：**體質與環境誘發。**

有過敏體質的人，容易產生汗皰疹，根據統計，約有一半的汗皰疹患者，本身就有異位性皮膚炎。

除了自己的體質之外，環境的誘發也扮演著很重要的角色，常見的誘發環境有：潮濕悶熱、季節轉變、接觸到過敏的物質像是香料、清潔劑、金屬等等，值得注意的是，有些黴菌感染或是細菌感染，也會誘發汗皰疹。

🗂️ 汗皰疹好治療嗎？

急性發作，起了很多水皰的汗皰疹，治療需要吃口服藥搭配外用藥，一般在幾天之內，就能緩解劇烈的癢感，同時讓水皰乾掉；已經乾掉脫皮的汗皰疹，則可以只靠外用藥膏、搭配保濕劑，來讓皮膚復原。然而，汗皰疹難的部分，不在治療，而在找出誘發原因，預防下一次發作。

門診很常見的誘發原因，就是穿鞋子的時間太長，偶爾一次的登山、郊遊、旅遊，一整天穿鞋襪沒有更換，讓腳丫子一直處在潮濕悶熱的環境下，就讓汗皰疹發作了。其餘的誘發原因，包含手接觸到刺激的清潔

劑、濃度高的漂白水、或是很髒的環境、化學物質等等。

如果可以找到誘發汗皰疹的環境因素，通常就能減少汗皰疹反覆發作的次數。要如何找到誘發的原因，不只要靠醫師抽絲剝繭，患者本身的自己發現誘發原因，往往才是破案的關鍵。

➕ 找到原因，有效預防

汗皰疹如果是因為季節變化而發作，不容易預防，只能及早治療；如果是因為**接觸到特殊物質誘發的，**則要避免生活中再接觸到那樣東西。由於一大部分的汗皰疹患者，是跟接觸到清潔劑有關，因此洗碗、洗衣服、洗廁所時戴手套，避免腳掌沾染到清潔劑，都是我常常建議的預防方法。

如果是因為潮濕悶熱而誘發的汗皰疹，我則會建議患者穿透氣的鞋子，一或兩雙鞋子交替穿，不穿的那雙鞋，放在通風良好的地方，確定鞋底乾透了再穿；如果有哪一雙鞋，每次穿了都會發作，就避免穿到那一雙鞋。長時間的健行、跑步，也會讓潮濕悶熱的情形更惡化，因此天氣悶熱時減少運動的時間、頻率，也是我會提醒患者的預防方法。

➕ 發作時，有什麼東西不能吃嗎？

汗皰疹的誘發病因，一般認為是環境接觸導致，比較重要的是杜絕環境中容易接觸到的誘發因子，然而如果吃了讓全身容易出汗的食物像是酒、薑、辣椒等等，可能會因為讓手掌、腳掌更加潮溼悶熱，而讓汗皰疹不好控制。

近年來有些研究指出，飲食中如果攝入過多的鎳或是鈷，也有可能會誘發汗皰疹。因此，針對很容易復發的汗皰疹，或是已經極力避免環境中的刺激物質，卻還是很難控制的汗皰疹，或許可以在醫師的建議下，試試看**低鎳飲食**。

何謂低鎳飲食？

我們可以把食物分成五大類：五穀、蔬菜、肉類及海鮮類、奶類、水果這五大類，針對一直找不到誘發原因、很頑固的汗皰疹，或許可以試試看低鎳飲食。

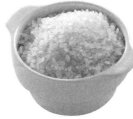

五穀類：全麥麵包、全麥麵粉、燕麥、糙米、葵花子、芝麻、堅果，都屬於含鎳量較高的五穀類，而白米、白麥等精鍊過的穀物，反而含鎳量較低。

▲白米飯含鎳量比五穀飯低

蔬菜：綠色葉菜類像是菠菜、美生菜、豆類像是豆芽、黃豆、扁豆，含鎳量較高，而彩椒、小黃瓜、茄子、高麗菜、花菜、白菜則含鎳量較低。

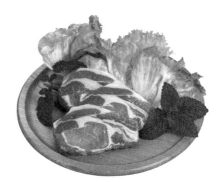

肉類及海鮮類：牛肉、豬肉、雞肉、鴨肉的含鎳量都不高，然而有些海鮮像是蝦子、牡蠣、鮭魚、鮪魚的含鎳量則偏高，因此建議患者少海鮮較好。

▲肉類含鎳量比海鮮低

奶類：牛奶、牛油、起士、優格這些乳製品的含鎳量都不高。

水果：鳳梨、棗子、梅子、無花果的含鎳量高，而桃子、梨子、香蕉、藍莓、草莓含鎳量較低。

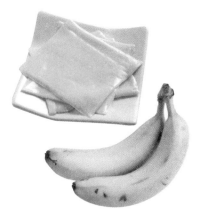

▲奶製品的含鎳量不高，水果中香蕉的含鎳量較低

很多人每天必喝的茶、咖啡，一般認為含鎳量並不高，然而巧克力或是巧克力飲品，則含鎳量很高。

提醒您，食物可能只占了誘發汗皰疹的一小部分因素，如果要嚴格禁止某幾樣食物的攝取，建議您跟醫師討論後，再開始實施。

表 食材含鎳量

食材類別	含鎳量高	含鎳量低
五穀類	全麥麵包、全麥麵粉、燕麥、糙米、葵花子、芝麻、堅果等五穀類	白米、白麥等精鍊過的穀物
蔬菜類	綠色葉菜類像是菠菜、美生菜、豆類像是豆芽、黃豆、扁豆等	彩椒、小黃瓜、茄子、高麗菜、花菜、白菜等
肉類	海鮮如：蝦子、牡蠣、鮭魚、鮪魚等	牛肉、豬肉、雞肉、鴨肉等
奶類	無	牛奶、牛油、起士、優格等
水果	鳳梨、棗子、梅子、無花果等	桃子、梨子、香蕉、藍莓、草莓等

汗皰疹

- 發生原因與個人體質、環境誘發有關，好發在手掌、手指側面、腳掌、腳趾側面，劇癢的群聚水皰。

- 常見的誘發原因有：潮濕悶熱、季節轉變、接觸清潔劑、接觸金屬、黴菌感染等等，找到誘發原因，避免再次接觸，才能有效預防。

- 對某些找不到誘發原因、很難控制的汗皰疹，可以在跟醫師討論後，試試看低鎳飲食。

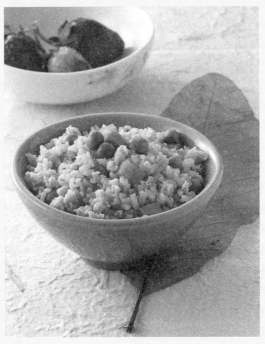

▲最近的研究發現飲食中的鎳含量，似乎與汗皰疹發生有關

重點筆記
NOTE

食譜規劃

日期	早餐	中餐	晚餐
／（　）			
／（　）			
／（　）			
／（　）			
／（　）			
／（　）			
／（　）			

第 20 堂

為什麼穿新鞋就起水皰？

你有沒有這種經驗，穿著新鞋第一天，本來好好的，突然間腳趾旁有點痛，低頭一看，才發現起水皰了，有時候甚至發現時，水皰都破了，這就是摩擦性水皰。

摩擦性水皰，在第一根、第五根腳趾頭外側、腳趾背面、腳跟側面這些容易與鞋子磨擦的地方，都是好發部位；除了腳之外，手指也是容易發生摩擦性水皰的部位，手指腹面、手指尖、手指背側，如果在短時間內反覆摩擦，也很容易產生摩擦性水皰。

之前我跟家人一起去浮潛，浮潛前需要穿上又厚又重又緊的潛水服（防寒衣），我幫自己、幫家人把厚重的潛水服，一路從小腿往上拉，拉好拉滿，不自覺得用手指指腹、手指背側反覆施力，結果潛水服穿 好，低頭一看，好多隻手指都起了小水皰，這也是一種摩擦性水皰。

🗃️ 為什麼會產生摩擦性水皰？

摩擦性水皰發生的原因，是皮膚受到物理性刺激，精確一點的

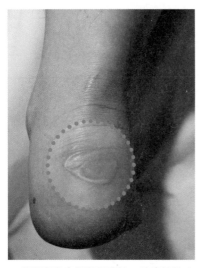

▲腳跟常常會與鞋子磨擦，是摩擦性水皰好發的部位

說法，是與皮膚表面平行的剪力，讓表皮層分裂，分裂之後的表皮層產生空腔，讓組織液累積在裡面，外觀上就變成了一個晶瑩剔透的水皰。

上面這段看完我想你一定還是滿臉黑人問號，我們來打個比方好了，可以把我們的皮膚想像成一塊上面是起酥、裡面有包餡的麵包，一層一層的起酥皮，就像是表皮層的結構，當我們兩邊用力壓擠麵包時，就像是皮膚表面緊貼著鞋子摩擦，會發現起酥皮之間的空間變大了，就像是皮膚表皮層內斷裂產生空腔一樣，空腔內充滿著水，就變成水皰了。

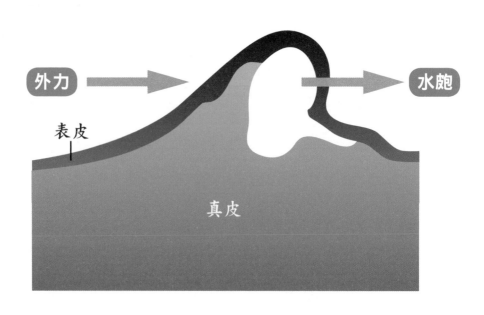

外力　　　　　　　　　水皰

表皮

真皮

起水皰該如何處理？

起水皰的成因很多，如果是因為摩擦而產生的水皰，小顆的建議不要動它，水皰內的組織液會自行吸收，幾天之後，等皮膚新生，水皰皮就會逐漸乾掉而脫落。

大顆的水皰，因為體積大，容易讓日常生活不方便，或者不小心就弄破，建議引流。請到醫療院所，讓醫師用無菌器械刺個小洞，讓累積在水皰裡的組織液流出後，把引流的開口妥善包紮，當成一個開放性傷口一樣處理。

請注意，第一時間水皰皮請不要移除，水皰皮是原來的皮膚，覆蓋在上面可以有保護傷口、降低疼痛的功能，如果在刺破水皰的同時，就把水皰皮也清掉了，會讓傷口面積一下子變大很多，面積大的傷口，併發感染的機會就高了，除此之外，把水皰移除，也會讓疼痛感直線上升。

那水皰皮後續需要清除嗎？什麼時候需要清除呢？要看傷口實際情況才能決定，傷口癒合是一個持續進行的過程，什麼時候擦什麼藥、用什麼敷料，都要醫師實際評估傷口才能做最好的判斷。

為什麼容易有摩擦性水皰？如何預防？

其實不管年紀、性別，任何人只要穿了不合腳的鞋子走太久，都有可能在腳上產生摩擦性水皰，然而有些環境確實會讓水皰更容易發生，比如說處在又熱又濕、容易流汗的情境下持續運動，提著重物穿著布料很粗的衣物一直走動，可能會讓大腿內側或腋下起水皰。

除此之外，長時間跑步的田徑隊、吊單槓的體操選手、用手指奮力投球的棒球投手、用手反覆撥弦的樂器演奏者，都會因為反覆磨擦，而讓手指腹面或是指尖的地方，產生水皰。潮濕悶熱、粗糙表面、長時間持續磨擦，都是容易產生摩擦性水皰的因素。

　　我還記得看過一部電影《進擊的鼓手》，電影裡的主角是一位熱愛打鼓的鼓手，他在比賽時打鼓打得忘我，一段又快又精采的鼓聲獨奏之後，鏡頭帶到他沾滿血的鼓棒、手指，這段描述打鼓造成手指都起水皰，水皰還磨破的畫面，令我印象深刻。

　　有些特殊職業，患有特定疾病的人，本身皮膚狀況就容易起水皰，像是先天性表皮溶解症（Epidermolysis bullosa）、紫斑症（Porphyria cutanea tarda）的患者，有些人則是因為長期需要吃類固醇、或是擦類固醇，讓表皮變薄，這些人的皮膚都容易因為一點點小外力，就產生水皰。

　　針對很容易產生水皰的職業，像是運動員腳上容易起水皰，可以選用合腳的鞋子，或是具有軟墊緩衝、又能兼具吸汗功用的襪子，來減少皮膚與鞋子的摩擦力。手部則建議可以在手趾末端纏上紙膠帶，保護表皮；在手上、腳上抹油脂含量高的乳霜、油膏，也可以減少皮膚表面的摩擦係數，來延緩水皰發生的時間。

　　不是上述這些特殊職業、也不是特殊疾病的人，要**預防摩擦性水皰的發生，最應該注意就是穿新鞋的時候**，新買的鞋子跟腳需要一段時間磨合，所以穿新鞋的第一天，請不要長時間的走路、運動，最好可以加個襪子保護足部皮膚，隨身帶個 OK 繃，只要覺得腳哪裡摩擦的次數多、熱熱的，就先用 OK 繃把那個部位貼起來保護，第一時間就預防水皰產生。之後每天逐漸增加穿新鞋的時間，一直到新鞋與腳型服貼了之後，再磨擦出水皰的機會就降低很多了，只是這個時候，新鞋也變成舊鞋了。

🩹 水皰一定是摩擦性水皰嗎？

起水皰的原因非常多，感染不論是細菌感染、病毒感染、黴菌感染、疥瘡感染，都可能起水皰，太冷凍傷會起水皰，太熱燙傷也會起水皰，被蚊子咬到也可能起水皰。有些疾病，像是**自體免疫的疾病天皰瘡、類天皰瘡**，則是一開始就是起水皰，這麼多的原因都可能起水皰，但是治療方式卻大相逕庭。

一旦看到起水皰，第一時間不要把水皰弄破，請就近找皮膚科醫師診治，醫師會根據水皰深淺、位置、併發的症狀給與正確的診斷與後續治療。

專科醫師的貼心叮嚀

摩擦性水皰

- 手指、腳趾與粗糙的物體摩擦後，產生剪力，讓皮膚分離變成摩擦性水皰。

- 潮濕悶熱、粗糙表面、長時間持續磨擦，都是容易產生摩擦性水皰的因素。

- 起水皰時，不要把水皰皮弄破，水皰皮是原來的皮膚，覆蓋在上面可以有保護傷口、降低疼痛的功能。

- 手腳起水皰的成因很多，治療方式卻大相逕庭，建議找皮膚科醫師全面評估才能確定診斷。

第**21**堂

身上長疣怎麼辦？

特定部位

無特定部位

常常聽到人家說：身上長了疣，其實，皮膚常見的疣有兩種，一種是大家常聽到的病毒疣（Wart，Verruca vulgaris），另一種，則是比較少聽到，好發在小朋友的傳染性軟疣（Molluscum contagiosum）。這兩種疣有什麼不同呢？

🔲 外觀、部位不同

名字不同，自然長相也不同，**病毒疣**的表面粗糙，仔細看，可以看到一顆一顆尖尖的顆粒往外突出；**傳染性軟疣**，則是光滑的水珠樣，有時候水珠的正中央，會稍稍凹陷，形成像肚臍一樣的外觀，這也是傳染性軟疣的臨床特徵；不過，還有一種疣，叫做**扁平疣**，扁平疣屬於病毒疣的一種，外觀上往往不會形成尖尖又粗糙的表面，反而很像一小塊黏在皮膚上的黏土。

除了外觀之外，好發部位也不同；病毒疣跟傳染性軟疣，其實全身都會長，只是各有喜歡的部位，病毒疣喜歡長在暴露在外面的部位，像是手掌、腳掌、臉上；傳染性軟疣則好發在穿衣服的地方，像是軀幹、腋下、大腿、肘窩等地方。

除此之外，有病毒疣的患者，通常是一顆病毒疣越長越大，就會來求診；而傳染性軟疣，通常是越發越多，好多顆聚在一起的時候，才會被發現。

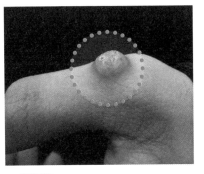

▲病毒疣

🔲 治療方式雷同、病程不同

皮膚上住了不速之客，我們就要想辦法讓它消失！可以凍死它、燒死它、刮除它、毒死它，別笑，這些真的都有效！

◎凍

針對病毒疣、或是傳染性軟疣，目前皮膚科醫師最常用的方法，就是用**液態氮凍死被感染的皮膚**，藉由凍傷、剝離的過程，讓病毒離開人體。**冷凍療法**的優點是做完以後皮膚沒有外傷，可以正常洗澡、碰水、甚至可以游泳，缺點則是無法立刻讓病毒根除。

由於做完冷凍療法後病毒仍然停留在皮膚上，要一直等到新的皮膚長好，取代被感染的皮膚以後，病毒才會隨著舊皮剝落。頭上、臉上皮膚更新的速度快，約一週左右就可以看到舊皮剝離；而手掌、腳掌的皮膚更新速度慢，平均要一個月以上，舊的皮膚才會脫落。病毒疣會造成表皮細胞增厚、角化，所以病灶又厚又深，往往剝離一次，對病毒疣來說，只能消滅它向上生長的枝葉，向下紮根的部位通常需要第二回合、甚至第三回合才能徹底剷除。平均來說，長在手掌、腳掌的病毒疣，十來次的冷凍治療，前後約三個月左右，才能讓病毒疣痊癒。

不同於病毒疣，傳染性軟疣的病毒是群聚在淺層表皮層，同時形成一個大的病毒體，由於病灶淺、好發在皮膚更新速度快的地方，所以通常一到二次的冷凍治療，就能痊癒。

◎燒

　　用電燒、雷射燒死被感染的皮膚，可以讓病灶在治療當天就消失，然而凡走過必留下痕跡，皮膚被破壞了，就會有傷口，回家後就需要照顧傷口，直到傷口癒合。雖然處理的當下醫師都會希望斬草除根，把肉眼看的見的可疑區域全部燒乾淨，但是病毒是肉眼看不見的，當下燒死最明顯的，並不保證鄰近區域不會受到病毒波及，正所謂燒死了一個病毒，還有千千萬萬的病毒啊！

　　所以通常電燒或雷射，適用於面積大、很頑強的病毒疣，藉由焦土政策，讓病毒占據的領土迅速萎縮，將來即使再復發，可以在第一時間用冷凍治療處理復發的病灶。傳染性軟疣因為病灶淺，臨床上比較少選用電燒或雷射的方式來治療。

◎刮

　　傳染性軟疣當病灶成熟時，病毒群聚的病毒體，會往淺層表皮移動，只要移除了病毒體，就算治療成功。所以當病灶成熟時，皮膚科醫師會挑破淺層的表皮、再利用器械刮除病毒體，只要病灶挑選得宜，這種方法也會一次奏效，而且留下的傷口淺，復原的時間通常會比電燒或雷射來的短。

　　病毒疣早期也常常使用外科手術的方式，用手術刀挖除病灶、再用縫線把傷口關上，近幾十年來因為醫療器材的進展，比較少人選用手術切除的方式治療病毒疣。

◎毒

　　有沒有擦什麼藥，就會讓病毒被詛咒後乖乖被驅離皮膚呢？這麼有創意的方法，真的有，而且還真的有效！適用於病毒疣的外用藥，有好幾型，常用的有化學燒灼型藥物，醫師把藥物點在較薄的病灶上，藉由藥物讓皮膚破壞之後剝離；也有角質剝離性藥物，患者把藥物帶回家擦，一天一天的腐蝕角質層，加快皮膚更新的速度，最後讓病毒連同被腐蝕

的皮膚一起剝落。我覺得外用藥物中最有創意的藥物，是擦了以後，吸引白血球到病灶表面，讓自己的免疫力攻擊病毒，清除病毒而後痊癒，這類藥物包括 Podophyline（鬼臼毒素）、Imiquimod（咪喹莫特）、Dinitrochlorobenzene（DNCB 二硝基氯苯）。針對傳染性軟疣，也有一種很好用的外用藥物，斑蝥素（Cantharidine），是由昆蟲中提煉出來，藉由這類物質造成皮膚起水皰的作用，讓病灶起水皰，水皰乾掉以後自然脫落；然而近幾年來，由於很難取得藥物證明，這類外用藥物也逐漸從台灣的醫療院所中消失。

　　總歸來說，傳染性軟疣屬於容易治療的皮膚病毒感染，通常幾週之後，就能見效；而病毒疣，根據病灶的深淺、數目、部位不同，治療往往需要耗上數個月的時間才能痊癒。提醒您，治療病毒疣與傳染性軟疣，大多屬於健保給付的範圍，請找臨近的皮膚科醫師診治，在病灶數目少、不嚴重時趕快處理。

專科醫師的貼心叮嚀

病毒疣 & 傳染性軟疣

- 常見長在身上的疣分成病毒疣、傳染性軟疣兩種，兩種都是病毒感染引起。

- 病毒疣喜歡長在暴露在外的部位，像是手掌、腳掌、臉上；傳染性軟疣則好發在穿衣服的地方，像是軀幹、腋下、大腿、肘窩。病毒疣往往又厚又深，傳染性軟疣則只在表淺的部位。

- 病毒疣、傳染性軟疣的治療方式雷同，都可以用液態氮冷凍治療、雷射或電燒燒灼、手術器械刮除、或是用外用藥物刺激來讓疣清除。不過治療時間則視病程而有所不同。

第 22 堂

手部濕疹反覆發作怎麼辦？

常常聽到有人問我，濕疹到底是什麼呢？我通常用很簡單的一句話這樣回答：「當外在環境的刺激，超過皮膚能承受的範圍，反應出來的發炎現象，就是濕疹。」

為什麼會有濕疹？

很多人會問，到底什麼物質會誘發濕疹呢？其實即使是水，一直不停的泡水、沖洗，也會誘發濕疹，所以濕疹不單單只是跟接觸到誘發的物質有關，接觸的頻率、接觸的時間長短，都有關係。只要環境中的刺激夠大，已經超過皮膚能承受的範圍，就可能誘發濕疹。

接觸到很強的清潔劑，可能只要五分鐘，就會誘發濕疹；接觸到溫和的清潔劑，若一天接觸的時間超過五個小時，也會誘發濕疹。同樣一種清潔，可能爸爸使用了完全沒事，媽媽用了卻立刻發癢，所以濕疹會發生，跟每個人接觸的物質本身、接觸時間、以及本身的皮膚狀況，都息息相關。

手是我們一天當中，用最多的器官之一，翻書、寫字、打電腦、做家事、開車騎車、修理東西、洗手洗澡，幾乎都會用到手。手部的皮膚，承受了環境中大部分的刺激，不論是曬太陽、吹風、甚至空氣

汙染、環境髒污，手都首當其衝，因此，**手部也是濕疹最好發的部位。**

　　手部濕疹的變化很多，急性期會呈現水皰、慢性化則變得乾燥粗糙，因此，手部濕疹的表現可以是濕、也可以是乾，關於其他部位的濕疹及濕疹的成因與外觀，可以參閱第 34 堂課〈濕疹是皮膚太乾還是太濕？〉（第 182 頁）。

　　不論手部濕疹現在的表現是濕的水皰還是乾燥脫皮，都可以在外用藥膏、口服藥的控制下，快速改善。然而，手部濕疹，困難的是減少外界刺激，進而預防復發。

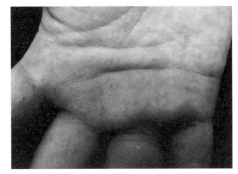

▲急性的手部濕疹會在手掌、手指產生多發性的小水皰

如何預防手部濕疹發作

　　門診常常聽到患者這樣問我：「醫師，我都認真擦藥，也一直擦護手霜，可是藥停了沒幾天，就會復發，到底是什麼原因？」

　　很多反覆發作的手部濕疹，其實跟職業很有關係！很愛乾淨的媽媽，一天到晚都在洗洗擦擦；餐飲業的朋友、烘焙的師傅，反覆接觸油料、食品原料、清潔劑；美容美髮的朋友，一整天碰水、碰有機溶劑，這些都是因為日常生活，一直接觸到誘發濕疹的物質，因而引起手部濕疹。

　　如果可以有效降低接觸的次數與時間，就可以讓手部的皮膚有時間修護，可是工作就必須一直接觸這些東西，那該怎麼辦？這個時候，我會跟他們強調，戴手套的重要順序！

　　手套要戴兩層，一層布的，一層塑膠的，布的在內、塑膠在外。布

的手套可以吸汗，可以吸附不小心滲入手套的外來物質，讓手部皮膚有個緩衝；更重要的是，一旦布手套濕濕的，就要更換，不可以一雙濕手套還黏在手上繼續工作。

更換手套的同時，請用清水沖手，把汗水、刺激物、清潔劑沖洗掉，再補充一次保濕劑或護手霜後，戴上乾的布手套、塑膠手套後，才繼續工作。還有很重要的一點，請隨身攜帶護手霜，時時補擦，才能保護手部皮膚，擺在床頭，一天只有睡覺前擦一次的護手霜，只有保佑的作用，沒有保護的功能。

把**環境中、工作中會接觸到的刺激物質，藉由兩層手套有效隔絕，來降低復發的機會**，此外勤**擦保濕劑、適時更換手套**，如果真的做的好，通常手部濕疹就會不藥而癒。

➕ 特有妙招對付頑強的手部濕疹

皮膚科有兩樣妙招，針對廣泛增厚、大面積脫屑的手部濕疹，也很有效，不過這兩樣都必須在皮膚科醫師的監督與指導下施行，請找尋專業醫師協助。

◎妙招一：照光治療

頑固的慢性手部濕疹，由於皮膚一直處於反覆發炎的狀態，如果可以有效減少發炎反應，會讓外用藥膏事半功倍，加速治療速度，單一波長的紫外光照射，就能提供這個優點。

照光治療在皮膚病的應用範圍很廣，乾癬、異位性皮膚炎、濕疹、汗皰疹、白斑、尿毒搔癢症，都是行之多年的有效適應症，照光的副作用不多，手部濕疹需要的劑量也不高，在皮膚科醫師的監督下，是安全又有效的方法。

◎妙招二：濕敷療法

　　濕敷療法，是把提供滋養的乳液、控制發炎的藥膏，一起擦在患部，然後藉由密封的方式，來達到加倍吸收的效果，針對頑固的手部濕疹，在皮膚科醫師的指導下，循序調整外用藥膏與乳液的比例，依據病程設定治療期間，針對手部濕疹，也是快速而有效的治療方式。

　　濕疹並非不治之症，保養得好，控制得宜，有濕疹的人生，也可以是彩色的！

專科醫師的貼心叮嚀

手部濕疹

- 手部的皮膚，承受了環境中大部分的刺激，不論是曬太陽、吹風、甚至空氣汙染、環境髒污，都首當其衝，因此，手部也是濕疹最好發的部位。

- 預防手部濕疹發作，請帶兩層手套，時時補擦護手霜，適時更換手套，減低外界刺激。

- 照光治療副作用少，可以有效減少發炎反應，加速治療速度。

- 濕敷療法提供滋養的乳液、控制發炎的藥膏，一起擦在患部，然後藉由密封的方式，可以改善皮膚屏障，加強乳液與藥膏的吸收。

為什麼腳那麼臭？

腳會臭，是因為細菌在作怪。腳會流汗，汗水被襪子吸收後，悶在鞋子裡，正好提供了一個恆溫潮濕的環境，讓細菌孳生，細菌一多，就會發酵，就像食物放久了會有異味一樣，自然腳上就出現陣陣異味。

⊞ 為什麼腳會臭？

「醫生！我兒子的腳好臭！他每天一回到家，襪子都會黏在腳上，味道很重！」一位穿著國中制服的患者，一臉尷尬的坐在我前面，媽媽在一旁說著。

腳會臭，是因為細菌在作怪。腳會流汗，汗水被襪子吸收後，悶在鞋子裡，正好提供了一個恆溫潮濕的環境，讓細菌孳生；台灣氣候潮溼悶熱，鞋子一穿又是八到十個小時，鞋子就是最好的細菌培養箱。細菌一多，就會發酵，就像食物放久了會有異味一樣，自然腳上就出現陣陣異味。

足蹠蠹蟲症是腳長蟲嗎？

　　腳掌的細菌感染當中，有一種細菌引起的症狀很特殊，它會讓腳特別臭，除了腳臭外，還有一個很特殊的症狀：襪子會黏在腳上。如果我們仔細觀察腳掌，會發現腳掌上有一些小小的凹洞，像火山口一樣。這個病有個很特殊的名字，叫做**足蹠蠹蟲症**。

　　雖然名字有個蟲，但是並不是腳長蟲。這名字只是描述臨床的表現，因為一個洞一個洞的，很像被蠹蟲咬過，所以才叫蠹蟲症。英文病名為 Pitted keratolysis，其中 pitted，意思就是小凹洞；keratolysis 意思是角質溶解，兩個英文字湊在一起，就是因為角質溶解衍生出的小凹洞，其實也是描述臨床的樣子。

　　不是蟲，那是什麼？這其實是一種細菌的感染，常見引發的細菌有棒狀桿菌（Corynebacteria）、嗜皮菌（Dermatophilus）、放線菌（Actinomyces）鍊黴菌（Streptomyces）等等，這些細菌在滋長時，會釋放出硫化物，造成像臭雞蛋一樣的陣陣異香。

　　除了腳掌會有凹洞之外，如果腳縫有這類細菌滋生，會讓腳縫變得白白、爛爛、濕濕的樣子，甚至會有裂縫、潰瘍產生。腳縫一旦有傷口，等於幫細菌開了一個大門，如果第一時間不妥善治療，跟著有其他致病菌、黴菌、甚至病毒接續感染，就會讓原本單純的病情變得越來越複雜、越來越難處理。

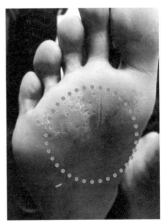

▲足蹠蠹蟲症會在腳掌上形成一個一個小凹洞，看起來很像火山口

📁 比起治療，預防更難

治療足蹠蠹蟲症並不難，口服藥（紅黴素、克林達黴素）加上外用藥（褐黴素、過氧化苯、或外用黴菌藥），大約一週左右，病灶就會顯著改善。這個病，難的是預防。預防的方法，說起來簡單，做起來困難：

◎減少一天當中連續穿鞋子的時間。
◎不要天天穿同一雙鞋，穿過的鞋，徹底風乾至少一天後再穿。
◎儘量穿露腳趾的涼鞋、拖鞋。
◎常洗腳，洗完腳擦乾，換一雙乾淨的襪子。

對在學學生而言，一整天的課，都要穿著球鞋或皮鞋，下課後又常常直接趕往補習班、安親班，一天穿鞋的時間，往往長達十個小時。而青少年的孩子，很注重同學的觀感，要他在學校把鞋襪脫掉，去沖洗腳完再擦乾，幾乎是不可能的任務，所以這個病，在學生間，很常復發。但是，一旦穿鞋時間減少，腳丫子通風良好，往往這病也可以不藥而癒。

針對有足蹠蠹蟲症的患者，如果免不了長期穿鞋襪，我通常會建議他們幾個方法，來降低復發的機會：**避免穿著厚重的皮鞋、球鞋，盡量選擇透氣又輕便的布鞋或休閒鞋，一到兩雙交替穿**，不穿的那雙，放在通風良好的地方，讓鞋子裡面乾透了再穿，每星期清洗鞋墊一次，鞋墊上面吸附了汗水、細菌，如果可以一週清潔一次，可以減少細菌含量。

回家第一件事就是去洗腳，不要拖拖拉拉的到晚上洗澡時才清潔足部，用清水沖過、甚至用沐浴乳、香皂洗腳都可以，洗完以後把腳徹底擦乾，尤其是腳縫的地方，不要讓潮濕的腳縫緊密貼合，減少細菌滋生的可能。

如果是在學的學生，白天在學校上課完還要去補習班，可以在放學的時候，抽空洗腳，或是拿濕紙巾把腳縫、腳底擦拭一遍，換成涼鞋再出發，如果不方便換鞋子，至少擦腳、換雙襪子，也會有幫助。

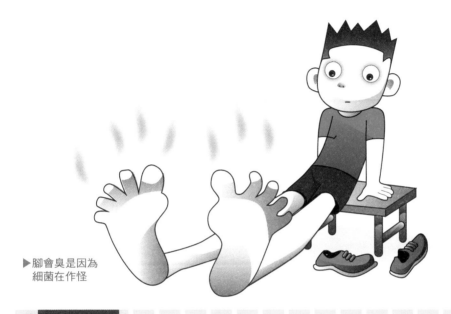

▶腳會臭是因為
細菌在作怪

專科醫師的貼心叮嚀

腳臭、足蹠蠹蟲症

- 是一種足部細菌感染造成的病。常見症狀有：腳很臭、襪子會黏在腳上、以及腳掌變成一個洞一個洞的樣子。

- 治療簡單，預防困難，減少一天當中連續穿鞋子的時間，可以減少足部悶熱潮濕的時間，一天洗腳數次並擦乾，多穿通風良好的鞋子。

- 選擇透氣、輕便的布鞋，一至兩雙交替穿，每星期清潔鞋墊一次，趁空檔洗腳、擦腳、換穿涼鞋，或換一雙乾淨的襪子，都可以預防復發。

第 24 堂

香港腳一定會癢嗎？

「香港腳香港腳，癢又癢，用了 x 爽就不癢，x 爽燙一燙、就不癢。」我記得小時候電視上常常這樣播著這首香港腳的主題曲，然而，在我當皮膚科醫師以後才知道，這首歌雖然讓香港腳在台灣變得家喻戶曉，但是，卻也誤導了我們幾十年。

➕ 不會癢也是香港腳嗎？

香港腳的來由，據說與鴉片戰爭有關，但是這不是重點，重點是**香港腳正確的醫學名稱，叫做「足癬」**，意思就是黴菌感染到足部。

香港腳有一個很有趣的特色：兩隻腳的疾病嚴重度差很多，意思就是明明是同一個主人的兩隻腳，可能左腳整個都脫屑變厚，右腳卻光滑平坦；甚至有的人，左腳掌、右腳掌、左手掌都有黴菌感染，右手掌卻完全沒事。因此，醫學上有個很有意思的名稱：兩腳一手病，說的就是黴菌感染，也就是香港腳加香港手。

香港腳的外觀通常分成兩種型態，一種會容易濕濕爛爛的，甚至會起水皰，好發在腳趾頭縫隙中；另一種則是乾乾的脫皮，嚴重的時候，整隻腳變的又厚又硬，還很容易掉屑屑，甚至會蔓延到腳背、小腿，都可能有紅疹出現。

我常常遇到家人、朋友傳一張照片，就問我這是不是香港腳，我都這樣回答他們：「先讓我擲筊一下，我才知道答案。」就是因為光看一個角度、一張照片，是很難正確診斷的。

「可是我不會癢耶！真的是香港腳嗎？」或許是受了那條香港腳主題曲的影響，常常患者在聽到自己有香港腳時，第一個反應就是這個。其實**香港腳不一定會癢，腳上會癢的皮膚病也不一定是香港腳；**要確定腳上的病灶到底是什麼，光用看的往往不夠，要加上病史輔助診斷，有時候還需要看看指甲有沒有變化、甚至照一下光、做一下顯微鏡檢才能確診。

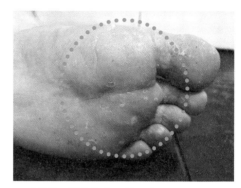

▲以乾燥、脫屑為表現的足癬

➕ 為什麼我的香港腳都不會好？

香港腳不難治療，正確診斷後，使用**外用抗黴菌藥**，規律的擦藥一直到症狀完全消失，香港腳是可以痊癒的疾病。然而臨床上，最常聽到患者的反應就是：「我明明有擦藥，可是我的香港腳都不會好。」

為什麼香港腳明明是可以痊癒的病，卻一直不會好呢？遇到這種情形，我通常會先問問患者擦藥的習慣，一天擦幾次？一次擦幾天？是不是癢了才擦、不癢就不擦？擦的部位是哪裡？同時檢查患者的指甲，有沒有合併灰指甲。

大部分**指縫濕爛型的香港腳**，因為症狀明顯，容易合併癢感，患者會積極的擦藥，然而一但擦到水皰乾掉、脫皮時，因為症狀減輕了，往

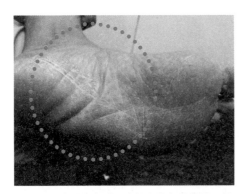
▲廣泛性的脫屑會讓腳底的皮膚角質變厚、紋路加深

往就會忘記擦藥。另一種**增厚脫屑型的香港腳**，不一定會有癢感，患者就容易忽略它而常常忘記擦藥，偶爾突然癢起來才會擦一下，不癢就不擦藥。

想要治癒香港腳，需要每天規律持續的擦藥，一直到整隻腳都沒有脫皮，才可以停藥，快則二到三週，慢則需要二至三個月，因此大部分患者治療無效的原因在於沒有規律擦藥。

除了擦藥之外，如果患者合併有其他部位的黴菌感染，最常見的像是指甲有黴菌感染，也會因為始終存在著感染源，而讓治療失敗；同時合併有指甲黴菌感染的患者，會需要口服抗黴菌藥，一併把在指甲上、皮膚上的黴菌通通清除以後，香港腳才能真正痊癒。

香港腳可以泡醋治療嗎？

香港腳泡醋這種療法，其實並不少見，推敲起來，可能還是跟那首香港腳主題曲有關，讓民眾誤以為香港腳的用藥，要用泡的才有效。

在我當住院醫師期間，就曾經照顧過好幾位患者，原來只是單純的香港腳，卻因為聽信偏方，用高濃度的醋加熱水泡腳，結果變成大範圍的化學性灼傷，雙腳充滿了破皮、水皰、流湯流水，痛的不能走路，還差點併發蜂窩性組織炎，最後不得不住院接受治療，實在是得不償失。

因此在這裡要大聲的呼籲，香港腳請找皮膚科醫師診治，不可以泡醋！不可以聽信偏方！

穿五趾襪有用嗎？

一聽到香港腳，家人朋友們總會好心的提供各種個人經驗，其中穿戴式建議中，又以五指襪最常聽到。常常有患者問我穿五趾襪有用嗎？

五指襪讓每隻腳趾頭都分開站好，看起來好像保護得很周全，然而，腳趾頭的環境並沒有明顯的改變。打個比方，今天我們用電鍋蒸雞蛋，不管你是五顆雞蛋擺在一起，還是五顆雞蛋分別用小碗裝，雞蛋都會被煮熟，只是分別用小碗裝的那組，可能煮到全熟的時間會比擺在一起的長，也就是說，五指襪雖然能讓腳趾頭分開來，但是腳趾頭還是一起住在鞋子哩，大環境不改變，五指襪的功能微乎其微。

那皮膚科醫師有沒有推薦給香港腳患者的穿襪方式呢？有！通常我都請患者，**減少穿鞋襪的時間**，只要長時間穿著鞋襪，就像是一直把腳放在類似電鍋的環境中，始終都是潮濕悶熱，潮濕悶熱就是最適合黴菌生長的環境。

如果真的必須穿鞋襪，我會請患者，在空閒時間，把鞋襪脫掉，用濕毛巾或濕紙巾打濕，擦拭整隻腳，甚至乾脆去洗腳，等腳全乾後，再換一雙乾淨的襪子；假如真的無法清潔腳部，至少要做到換襪子。鞋子儘量選擇透氣通風的鞋子，最好兩雙鞋交替穿，一星期清洗鞋墊一次，或是把鞋子放到室外溫度高、乾燥的地方，讓鞋子內的環境不適合黴菌生長。

香港腳是很常見的皮膚病，台灣的海島型氣候，正好符合黴菌的需求，或許我們應該效法一些東南亞國家，鼓勵穿拖鞋或涼鞋上班、上學，在危險環境、正式場合、或是體能活動時，再更換成安全鞋、皮鞋、球鞋，如果可以落實，我想香港腳的患者可以減少很多。

專科醫師的貼心叮嚀

香港腳

- 就是黴菌感染到腳，外觀分成兩種，一種是指縫濕爛型，一種是厚皮脫屑型。香港腳不一定會癢，腳會癢的也不一定是香港腳。

- 很難治好的常見原因有：沒有規律持續擦藥、沒有擦到完全好就停藥、合併有灰指甲。

- **不能泡醋**，會引起化學性灼傷或接觸性皮膚炎。穿五趾襪並不能改善足部悶熱的環境，對香港腳幫忙有限。

- 長時間需要穿鞋襪的患者，可以一回家就先把鞋子、襪子脫掉去洗腳，然後把腳縫徹底擦乾，讓足部不再有合適黴菌生長的環境。

- 儘量選擇透氣通風的鞋子，最好兩雙鞋交替穿，一星期清洗鞋墊一次，或是把鞋子放到室外溫度高、乾燥的地方，讓鞋子內的環境不適合黴菌生長。

第 25 堂

灰指甲該怎麼緩解？

灰指甲，是黴菌感染到指甲，導致指甲顏色改變、質地變
的粗、厚、鬆鬆的，甚至還會引發不好聞的氣味，然而灰
指甲只是俗稱，正確的英文叫做 Onychomycosis，醫學上
稱為甲癬。

　　灰指甲常見的臨床特色有：指甲增厚、變形，顏色改變，起初
可能只在指甲末端需要修剪的部分，出現黃黃的、咖啡色的色澤，
同時指甲看起來變得不透明，然後慢慢的，指甲下方有角質增生的
現象，就是指甲變得鬆鬆的，很容易有屑屑產生。

　　所以雖然名叫灰指甲，卻不一定是灰色的指甲，反而常常見到
白色、黃色、綠色、黑色這些顏色夾雜出現。

🗂 為什麼會有灰指甲？怎麼分類

　　灰指甲是黴菌感染，黴菌喜歡悶熱潮濕的環境，如果可以減少
穿鞋子的時間，穿著透氣的鞋子，一至兩雙交替著穿，流汗多時，
想辦法洗個腳、把腳擦乾，換雙乾的襪子，這都是我常常教患者的

預防灰指甲方法。

　　最重要的，如果你已經有類似香港腳（足癬）的變化，像是腳縫開始脫皮、腳掌脫皮、甚至起水皰，請趕快就醫，開始治療香港腳，絕大多數的灰指甲，都是長年沒有治療香港腳，逐漸惡化，感染到指甲造成的。

　　根據指甲被侵犯的位置不同，灰指甲可以分為五種型態：遠端側邊指甲下型（Distal lateral subungual onychomycosis）、白色表淺型（White superficial onychomycosis）、近端指甲下（Proximal subungual onychomycosis）、甲板侵入型（Endonyx onychomycosis）、以及全指甲失養型（Total dystrophic onychomycosis）。臨床上的分類不同，適合的治療也不同。

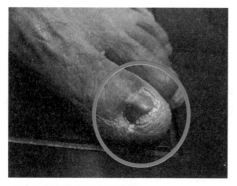

▲遠端側邊指甲下型灰指甲

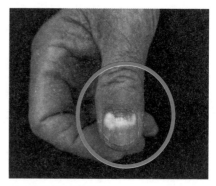

▲白色表淺型灰指甲

➕ 適合擦藥的灰指甲類型

如果是遠端外側指甲下型（Distal lateral subungual onychomycosis）的灰指甲，或者是白色表淺型（White superficial onychomycosis），有變化的面積不到指甲的一半，而且只有一到兩個指甲有變化，確實可以選擇外用藥物來治療。

有效的治療藥物包含有阿莫羅芬（Amorolfine）、環吡酮胺（Ciclopirox）、艾氟康唑（Efinaconazole）等等，這些治療灰指甲有效的外用藥物，通常是作成類似指甲油的液體，比較能滲透到深層的指甲。

外用藥物治療灰指甲，需持續六到十二個月的治療，然而最大的問題在於：無法穿透指甲，因此單獨使用外用藥物治療灰指甲，治療效果往往讓人失望，即使治療成功，復發的比例也偏高。

➕ 適合吃藥的灰指甲類型

手或是腳超過三個指甲都有灰指甲，不論是哪一種類型，口服藥物都是比較適合的治療；如果一個指甲受到感染，但是超過一半的面積都受影響，也會建議用口服藥物來治療。治療灰指甲的口服藥，目前有效的有：特比奈芬（Terbinafine）、伊曲康唑（Itraconazole）、氟康唑（Fluconazole），腳指甲需要連續十二週，手指甲需要連續六週的治療。

如果診斷正確，使用口服抗黴菌藥物治療灰指甲，治癒率很高，手指甲可以高達 90% 的治癒率、腳指甲可以達到 80% 的治癒率。如果合併外用藥與口服藥，有時候可以縮短口服藥使用時間，也可以提高治療成功的比例，然而，受限於健保給付，大部分的患者，是在口服與外用之間，擇一使用。

灰指甲藥吃了會不會傷肝？

很多門診的患者，一聽到灰指甲要吃藥，第一個反應就是：「吃這個藥會不會傷肝？」根據統計，一百個因為灰指甲吃口服抗黴菌藥的病人當中，肝指數上升的比例，大約有三到四個會發生。然而，肝指數輕微上升，初期是沒有症狀的，所以選擇用口服藥治療灰指甲的患者，都需要定期追蹤肝指數。

假如真的因為吃藥導致肝指數上升，只要早期發現，停藥之後，大部分的患者，肝指數會在十二週內恢復正常。

灰指甲一定要治療嗎？

很多患者認為，灰指甲只是指甲不好看而已，擦擦指甲油，掩飾一下就好。其實，灰指甲就像把黴菌養在自己身邊，平時身體健康的時候，可能無關緊要，然而，在皮膚有缺損，像是濕疹、小外傷的時候，假如指甲上的黴菌，感染到受傷的皮膚，就變成了皮膚的黴菌感染，這就需要積極治療。

另一種情況，就是當年紀大了，特別是合併有慢性病的患者，反覆發生下肢蜂窩性組織炎，這些患者，通常都是因為沒有治療的灰指甲，造成皮膚有小空隙，一不小心，就讓環境中的細菌趁虛而入，引發大面積感染，變成蜂窩性組織炎。

然而，年紀大又合併多種慢性病的患者，每天需要吃的藥已經很多了，有時候考慮到藥物交互作用的問題，也不適合併用灰指甲口服藥；因此，提醒大家，灰指甲治療要趁早，在病情輕微時，趕緊治癒它。

還有其他的治療方式嗎？有的！照光、拔指甲、雷射、甚至外用 A 酸，都開始有成功的個案報告，然而最重要的，是你必須跟你的皮膚科醫師討論，適合你的治療方式。

成功的治療，仰賴正確的診斷，醫師會根據你目前指甲受影響的範圍、有沒有合併慢性病、有沒有肝炎的病史、目前規律服藥的種類等等因素，跟你討論，然後再選擇比較合適的治療方式。

專科醫師的貼心叮嚀

灰指甲

- 正確名稱叫做甲癬，黴菌感染到指甲就叫甲癬。

- 只有一到兩個指甲有變化，受感染的面積少於指甲一半的灰指甲，可以擦藥治療。超過三個指甲都受感染，或是單一指甲感染的面積超過一半，建議吃藥治療。

- 吃藥治療灰指甲的患者中，一百個中有三個可能合併肝指數升高，因此吃藥期間需要抽血追蹤肝指數。

- 治療要趁早，在病情輕微時，趕緊治癒它。

第 **26** 堂

真的是灰指甲嗎？

灰指甲就是黴菌感染到指甲，是指甲病變中最常見的一種，然而，指甲的病變百百種，並不是變色、變厚的就是灰指甲。

「你是不是擦了很久的灰指甲藥，指甲卻仍然沒有起色？」

「你是不是曾經吃了灰指甲的藥，指甲卻依然故我？」

這不是因為藥物沒有效，這是因為你可能沒有灰指甲！灰指甲就是黴菌感染到指甲，是指甲病變中最常見的一種，然而，指甲的病變百百種，並不是變色、變厚的就是灰指甲。

這裡特別提出來六種最容易被誤認為灰指甲的變化，分享給大家，再次提醒大家，有很多指甲的表現，光看文字說明是不夠精準的，你需要找皮膚科醫師診視，才能正確診斷灰指甲！

➕ 沒有香港腳，沒有灰指甲

灰指甲是黴菌感染到指甲，黴菌從哪裡來？最常見的就是從指甲旁邊的腳掌、手掌傳來的！所以如果患者來到診間擔心自己有灰指甲時，除了檢查指甲之外，更重要的，是檢查他的腳掌、腳縫、手掌有

沒有脫屑、粗裂這些香港腳、香港手的變化。

不過當然有例外，其中一個就是**指甲外傷**。如果患者曾經有過指甲外傷的病史，表示黴菌第一個先感染受傷的指甲，就有可能沒有足癬、手癬，卻有灰指甲。

➕ 緊實的角化就不是灰指甲

皮膚科醫師診斷灰指甲，通常不是看顏色，任何指甲的病變，幾乎都會讓指甲顏色改變，因此指甲的質地、厚薄、大小、週遭皮膚的變化，都是皮膚科醫師診斷時一定會列入考慮的重要因素。

灰指甲的一大特色就是：指甲下角化，然而一樣是角化，反覆慢性的刺激也會角化，要如何跟灰指甲的角化區分呢？

灰指甲的角化，因為指甲被黴菌感染浸潤，所以指甲變的鬆鬆的、脆脆的、粉粉的、空空的，很像歐式麵包，外層又厚又硬、裡面又鬆又軟。

反覆慢性刺激造成的指甲下角化，則是紮紮實實的角化，通常是因為腳趾頭尖端常常受到刺激，像是一些需要急停的運動如籃球、羽球、網球，或是常常下坡，趾尖因為承受身體與鞋子的撞擊，因而產生角化。

除此之外，還可以觀察腳趾頭前端皮膚，有沒有摸起來很硬很硬，如果有，那這指甲下角化，很可能不是灰指甲引起的。

➕ 其實只是單純甲床分離

甲床分離是指，原本應該跟指甲緊緊相連的甲床（就是指甲下面的肉），提早跟指甲分開，所以外觀上看起來，會發現指甲末端白的部分

越來越多，一直延伸到指頭近端。

甲床分離後，表示指甲跟下面的甲床有了空隙，有空隙就會讓細菌趁虛而入，因此有些病人會看到指甲變成暗綠色。

甲床分離的原因很多，門診中最常見的原因就是：過度清潔。太愛乾淨的婆婆媽媽阿姨們，每天都要把家裡打掃得一塵不染，這邊洗洗、那邊搓搓的情形下，指甲也跟著一次又一次的被洗碗精、洗衣粉、清潔劑、洗手乳、香皂反覆清潔，有些有潔癖的患者，還會拿牙刷去刷指甲，或是用尖銳的物品，把指甲縫隙內的所有髒汙通通清除乾淨。

就是像這樣因為過度清潔造成刺激，讓指甲跟甲床提早分開造成甲床分離，他們的指頭，有一個共同的特色，就是你仔細去看，每一隻指頭都乾乾淨淨的，不會有黑黑的汙垢卡在指甲裡，因為愛乾淨的特性，容不得指甲上有一點點的髒汙，務必清潔乾淨的習慣，導致了甲床分離。

✚ 指甲末端變窄

指甲末端變窄、捲曲，稱為鑿狀甲或是捲甲，捲甲臨床上有兩種不同型態。

第一種，指甲並沒增厚，但是指甲捲曲時，連帶會把指甲下方的肉也捲去，捲進去的肉就會連帶受到指甲與鞋子的壓迫，引發疼痛。

我們可以把指甲想像成還沒裝釘的釘書針，釘書針的兩支腳，這時候是垂直的站好；捲甲就像釘書針的一隻腳往內側捲，這時候硬硬的指甲就真的像釘書針一樣，把下面的肉也一起捲進去，如果再加上鞋子的擠壓，釘進肉裡的指甲就會更刺入皮膚，造成疼痛。

第二種：指甲捲曲時，指甲下方的肉並未捲入，但是因為指甲明顯增厚、變色，而常被誤診為灰指甲。

捲甲吃藥不會好，大多需要動動手腳才會改善，可以作局部指甲拔除，合併指甲基質燒灼，讓新生的指甲寬度變窄；也可以作指甲矯正，利用記憶金屬把捲曲的指甲撐開。

📁 短甲

短甲（Bradyonychia），就是原來長長的指甲縮短了，看起來變成扁扁的樣子，最常見的原因就是咬指甲，一再的咬指甲，指甲根本長不長，一冒出頭就被消滅，久而久之，本來修長的指甲，就變成矮肥短的扁指甲。咬過的指甲，邊緣不會太整齊，通常可以看到缺角、或是指甲切面不整齊；指甲旁邊的皮膚，也會因為被咬過、被口水浸潤過，而有脫屑、角化、或是發炎的的現象。

📁 摳甲癖

摳甲癖（Onychotillomania），顧名思義就是很喜歡修摳指甲，指甲因而長不好、長不漂亮。而且反覆摳抓、刺激，不只指甲有變化，連近端連接指甲的皮膚也會有變化，會變的脫屑、發炎。

我們如果從指甲的長軸畫一條線，一直連接到皮膚的地方，正常的指甲應該是平緩的一條線；摳甲癖的指甲，則會呈現坡度較陡的角度。

這六種指甲變化，都是常常被誤認為灰指甲的誤區，手部甲床分離常常會被誤認為是灰指甲，搞不清楚沒關係，下次指甲有變化時，請找皮膚科醫師當面檢視，才能正確診斷。

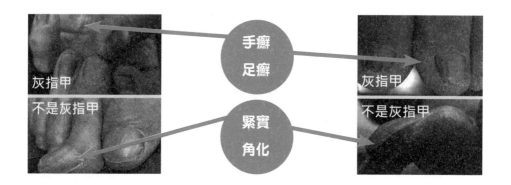

- **灰指甲**常常合併有香港腳、香港手，常見的變化是指甲變厚、變鬆、變空、變色。反覆慢性刺激造成的指甲下角化，則是紮紮實實的角化。

- 常被誤認為是灰指甲的幾個指甲症狀：

指甲下角化	甲床分離	捲甲／鑿狀甲	短甲或摳甲
紮紮實實的角化，不同於灰指甲的外層又厚又硬、裡面又鬆又軟。	通常是慢性刺激、過度清潔造成，讓指甲跟甲床提早分開。	指甲或指甲末端變窄、捲曲，捲曲時，指甲下方的肉並未捲入，但是因為指甲明顯增厚、變色，而常被誤診為灰指甲。	常常修剪指甲造成指甲變短，或是摳指甲造成指甲外觀改變，也常被誤認為是灰指甲。

第 27 堂

指甲的斷裂與分岔

一位國小的小朋友來看指甲，只見他兩隻大拇指、大腳趾的指甲，都呈現橫向斷裂，斷裂下方有新生的指甲；醫學上，這種指甲的橫向斷裂叫做：脫甲症（Onychomadesis）。

近幾年，在台灣的小朋友身上，脫甲症最常見的原因則是腸病毒感染。一問之下，小朋友幾週前，確實有手口足病（腸病毒的一種表現），於是真相大白。

指甲橫向斷裂

在指甲生長過程中，如果因為外傷、 感染、發炎或藥物，導致負責生長指甲的基質停止生長，呈現出來就是一段**橫向的指甲斷裂**。造成指甲斷裂的原因，大人比較常見的可能是穿了太緊的鞋子走太久，或是無意間被重物壓到，造成指甲受傷；小孩比較常見則是因為感染，這幾年當中，又以手口足病為最常見的感染原因。

除了這些常見的原因，癌症患者經歷化療、或是一些特定的藥物，也有可能造成指甲斷裂。所幸指甲的基質細胞還會恢復再生，所以會長成一段新生的指甲，鋪在舊的指甲下方，指甲外觀看起來，

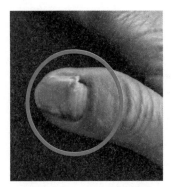

▲發生在小孩的指甲橫向斷裂，近幾年來常見的原因是手口足病

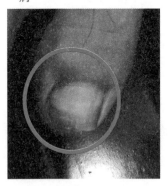

▲指甲分岔是從遠端開始，指甲裂成薄薄的兩片

就像是原本平滑的路面，突然往下凹陷，變成一道溝，溝下方又鋪著一層新的路面；舊的指甲在上層，新的指甲在下層。這種指甲病變，其實只是記錄了當時，指甲的基質細胞受到很大的壓力，造成暫時性的生長終止，而讓指甲斷裂，對指甲本身並不會造成特殊的傷害，所以之後長出來的指甲也都會像正常的指甲一樣光滑、透明、堅硬。這道連接新舊指甲凹溝，會隨著新指甲生長而逐漸往手指末端推移，最後修剪掉而消失。

指甲橫向斷裂，本身並不需要特殊治療，然而因為**指甲已經斷裂**，難免會不小心勾到衣服鞋襪，造成生活上的不便。我通常都會建議這類患者，**在指甲表面塗抹一些保濕劑像是保濕乳霜、油膏，甚至用繃帶、紙膠包覆起來，保護這段新舊交接處的指甲。**

此外，這段期間，請千萬不要急著想把舊的指甲拔除，如果因而不慎把原本被指甲保護好的甲床暴露出來，不但會痛、還會有感染的可能；耐心等待新生的指甲慢慢取代舊有的指甲，一般需要數個月的時間，指甲即可恢復原來的樣子。

📁 指甲分岔

上面提到的指甲橫向斷裂，通常在指甲近端，也就是比較靠近身體側開始出現，之後隨著指甲生長而往遠端、遠離身體的方向推移。然而，

指甲還有另一種斷裂，是從指甲遠端開始，往指甲近端延伸。

這種指甲病變，很像頭髮的分岔，頭髮分岔是長長一根頭髮，在最尾端的地方裂成兩半；指甲則是分裂成薄薄的兩片，這種指甲病變，叫做 Onychoschizia，我比較喜歡把它形容成指甲分岔。指甲分岔跟剛剛的指甲橫向斷裂成因不同，指甲分岔常常是環境中的刺激造成的，手部常常碰水的人像是美容美髮業者、餐飲業者、清潔業者，手指甲就容易有分岔的現象。除此之外，小朋友的指甲不像大人的指甲那麼堅硬，也很常在小朋友慣用手的手指甲、雙腳的大腳趾，發現**指甲分岔的現象**。

指甲分岔發生在成人身上，表示環境中的刺激太多，減少碰水、碰清潔劑的時間、多戴手套，通常指甲分岔就會改善。而指甲分岔若發生在小孩身上，則不需太過擔心，等到孩子的指甲隨著年齡越來越堅硬，環境中刺激也在正常範圍內，指甲分岔就會自然緩解。

專科醫師的貼心叮嚀

- **指甲橫向斷裂**是因為長指甲的細胞突然生長停止，原因有外傷、感染、發炎或藥物，發生在小孩上，這幾年最常見的原因，則是因為手口足病。指甲橫向斷裂會隨著指甲生長而往遠端推移，最後修剪掉而消失，不需要特殊治療。

- **指甲分岔**是指甲在遠端裂成薄薄的兩片，發生在成人是因為過度刺激，發生在小孩則很常見，自然會好。

- **指甲斷裂或分岔**，可以在指甲上面擦保濕乳霜、油膏，再用膠帶貼起來，保護斷裂的指甲，一直到新生的指甲取代舊的指甲為止。

第 28 堂

不能穿鞋的困擾

甲溝炎是指甲旁邊的肉發炎，由於指甲周圍的皮膚，密佈著壓覺、痛覺受器，這個地方雖小，一旦發炎，所引起的疼痛，卻比身體其他部位都來的令人難以忍受。

某天早上一開門診，一位年輕男士，穿著襯衫，打著領帶，腳上卻很不協調的穿著夾腳拖鞋，走進診間，只見他的左大腳趾側邊，又紅又腫，上面還塗抹了白白的藥膏。

「醫師，我的大拇指已經腫好幾天了，一碰就痛，起初幾天我還能穿鞋，今天根本穿了就痛到走不了！只好穿拖鞋上班。」

這就是**甲溝炎**，顧名思義，就是指甲旁邊的肉發炎，由於指甲周圍的皮膚，密佈著壓覺、痛覺受器，這個地方雖小，一旦發炎，所引起的疼痛，卻比身體其他部位更讓人難以忍受。

📋 為什麼會有甲溝炎？

甲溝炎，或是閩南語稱的「凍甲」，並不少見。長時間穿著鞋襪的學生、需要穿窄頭高跟鞋的仕女、上班需要穿著體面皮鞋的男士、

合併灰指甲的患者、本身指甲變形如鉗狀甲的患者，都是甲溝炎的好發族群。

除了腳趾頭之外，手指的甲溝炎也很常見。工作時需要頻繁接觸水、清潔劑、料理食物等工作，都會因為反覆的刺激，引發甲溝炎。

甲溝炎的成因，可以分為物理性原因和化學性原因。物理性原因是因為不當修剪指甲或是反覆壓迫，造成趾頭上緊鄰指甲的上皮細胞缺損。上皮細胞是保護趾頭、隔開指甲的重要組織。一但這層薄卻重要的上皮細胞缺損，尖銳的指甲就會接觸到皮膚底下的真皮，引發異物反應（化學性原因），後續再加上鞋子的壓迫（物理性原因），兩者讓趾頭發炎、化膿，甚至形成肉芽組織。

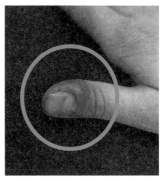

▲甲溝炎就是指甲旁邊的肉發炎，好發在腳趾，然而手指也會甲溝炎

➕ 把指甲剪乾淨就不會再復發嗎？

很多甲溝炎的患者，都認為一定要把指甲兩側、鄰近趾頭的指甲往內剪到很裡面，把指甲兩邊都盡量修成彎彎的，最後剪成半圓形，以為這樣可以把往內嵌的指甲剪乾淨，這其實是錯誤的。

因為指甲會一直往前生長，生長的過程，反而會因為這種修剪方式，形成新的小刺，穿破上皮細胞，引發後續發炎反應。

正確的剪指甲方法，是平平的修剪，也不要剪得很乾淨，在指甲一直長到指頭前緣時，甚至等到指甲會勾到鞋襪時，再修剪即可；如果指甲兩邊形成的直角，覺得很困擾，可以再用剉刀把尖銳的指甲，由直角磨成圓弧形即可。

這樣修剪的方法，可以降低上皮細胞受到尖銳指甲的刺激，避免進一步發炎。

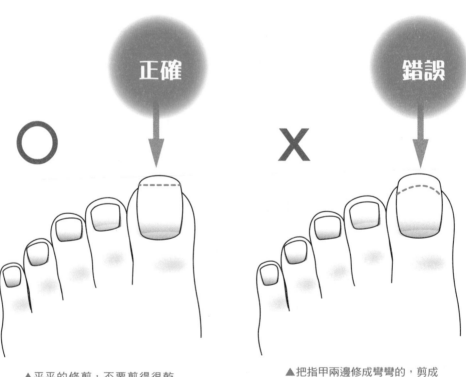

▲平平的修剪，不要剪得很乾淨，指甲長到指頭前緣時，再修剪即可

▲把指甲兩邊修成彎彎的，剪成半圓形，這其實是錯誤的

📠 該怎麼處理甲溝炎？

一旦形成甲溝炎，就需要就醫，**適度的清瘡、不穿包鞋、尖頭或窄頭的鞋子、不過度修剪指甲、用口服藥和外用藥控制，都能讓甲溝炎緩解。**

除了用藥之外，有些臨床處置，也可以有效隔開指甲與旁邊的上皮細胞。在門診，我常幫患者在發炎的指甲下方，墊一片綿花，藉此隔絕尖銳的指甲再度刺傷上皮細胞；這種處置，對疼痛的緩解有很大的幫助，也可以有效預防甲溝炎在短期內再發。

假如上述的方法無效，或反覆發作太多次的甲溝炎，則會建議患者拔除部分指甲，同時對指甲的基質細胞，作進一步處置；如果不願意拔除部分指甲，也可以考慮指甲矯正術，在指甲上面套上一個記憶金屬，利用金屬牽引的力量把變形的指甲拉回正常的位置，也可以讓甲溝炎不易復發。

專科醫師的貼心叮嚀

甲溝炎

- 指甲旁邊的肉發炎，通常很痛，會讓患者無法穿包鞋。常穿鞋子的學生、穿尖頭鞋的女生、穿厚重皮鞋的上班族，都是甲溝炎好發族群。

- 成因有指甲壓迫的物理性因素，也有指甲穿破皮膚引起的化學性因素。

- 治療需要吃藥、擦藥、清創、臨床處置多管齊下；平常不穿尖頭、窄頭或包頭的鞋子，不過度修剪指甲，可以減少甲溝炎的發生。

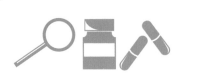

重點筆記
NOTE

第四章

會痛
的皮膚病

- 你的累，皰疹都知道！
- 帶狀皰疹會致命嗎？
- 好痛！身上好像長釘子？
- 傷口照護，這樣做
- 沖脫泡蓋送，錯了嗎？

第 29 堂

你的累，皰疹都知道！

你的累，皰疹都知道！除了長在臉上的青春痘、脂漏性皮膚炎、老人斑、酒糟之外，有一種皮膚病，很教人討厭，沒睡好、心裡煩、太操勞的時候，它就會跑出來，而且喜歡長在嘴唇附近，讓人一眼就看到，那就是唇皰疹。

唇皰疹的病程很有特色，起初可能只是嘴唇一小部分（好發在嘴唇邊緣）發紅，同時輕微腫脹，之後就會看到好幾顆聚在一起的小水皰，水皰破掉形成潰瘍，乾掉的水皰皮則會變成硬硬的、暗紅色的痂皮，最後痂皮脫落，皮膚癒合，留下淡紅色的疤痕。

⊞ 皰疹是什麼？

大部分人，聽到皰疹這個名詞，不由自主的就會把它跟性病連在一起，其實它可以是性病的一種，也可以不是。讓我解釋給你聽。

唇皰疹是一種 HSV 病毒（Herpes Simplex Virus）**的感染**，HSV 又分為兩種，一種叫做 HSV1，一種叫做 HSV2，很好記吧！

HSV1 通常感染在顏面嘴唇黏膜，HSV2 則通常感染在生殖器黏膜，不過隨著社會多樣化，HSV1 也可以感染在生殖器周圍，HSV2 感染在顏面也不無可能。

皰疹是經由直接接觸感染，接觸到有病灶的皮膚之後，就可能造成皰疹感染；好發在顏面的 HSV1，大多在兒童時期就感染到了，而好發在生殖器周圍的 HSV2，大部分是在青春期過後才得到。所以首次發生、又長在生殖器周圍的 HSV2 感染，有可能是經由性行為、直接接觸而感染；而首次發生，長在顏面部位的 HSV1，則不會認為是性病。

🗂➕ 為什麼會得唇皰疹？

唇皰疹這個病毒很特殊，首次感染的時候，可以沒有症狀，也可以發展成口齦炎（嬰兒、學齡前的幼兒常見）。大部分的成人，體內都可以驗到 HSV1 的病毒，絕大多數，是在兒童時期就感染到 HSV1 了。

之後病毒並不是被清除了，而是進入潛伏期（latent phase），這個潛伏期，不是一天兩天，也不是一年兩年，而是一輩子！潛伏在神經結裡的皰疹病毒，會把自己縮成小小一圈 DNA，躲在人體細胞核裡，不複製，因此也不容易被我們的免疫細胞發現；一直到某一天，它接受到訊號，才會突然醒過來，啟動複製 DNA 的機轉，讓人體細胞開始複製病毒，因而造成臨床上的皮疹、發炎。

所以臨床上看到唇皰疹的患者，通常都是在病毒活化的時期，才發現原來自己得了皰疹，距離首次感染的時間，可能都過了十幾年了，自然會回想不出第一次被感染的時機。

🗂️➕ 得過唇皰疹，還會再發作嗎？

會！而且不光是唇皰疹 HSV1，生殖器周圍的皰疹 HSV2，再發的頻率、症狀，都會比唇皰疹 HSV1 來的厲害且嚴重。然而，大部分的患者，是會在一段期間比較密集的發作，之後發作的頻率就會減少。為什麼皰疹會一再發作呢？這個要從皰疹病毒的行為說起：**皰疹病毒感染人體，可以分成三個階段：首次感染、潛伏期、活化期。**

首次感染，皰疹病毒會在口咽部的上皮細胞繁殖，表現在外，可能無症狀，也可能有症狀。有症狀的大多是**口齦炎**，在少數免疫力低下的孩童身上，也可能併發成**皰疹性角膜炎、皰疹性腦炎**。

感染後，皰疹病毒會沿著感覺神經纖維反向逆行，抵達神經結裡的細胞核，然後開始潛伏。顏面部分躲在三叉神經結、生殖器部位則躲在薦部神經結。這時候的病毒不明顯，就怕被免疫細胞發現。

等到有一天，病毒發現周遭的環境適合了，它就會下行到周邊的感覺神經，來到起初感染的入口附近，啟動病毒複製機制，造成臨床上的黏膜紅腫、水皰、潰瘍，這就是皰疹病毒的活化期。

🗂️➕ 為什麼皰疹會再次發作？

最常見的誘發因子，就是壓力，除此之外，感冒、身體狀況差、睡眠不足、小外傷、日曬、嘴唇乾裂、女性生理期、甚至季節轉換，都被發現與皰疹病毒的活化有關。簡單說，**就是免疫力比較差的時候，容易讓躲在體內的皰疹病毒活化起來。**

另外，愛美人士常在臉上進行的化學性換膚或雷射，特別是燒灼性雷射，都有可能引發唇皰疹活化。所以，有唇皰疹感染過的患者，要進行臉部的治療之前，請特別提醒醫師，提早預防，避免唇皰疹在美容治療過後發作，造成進一步的傷害。

⊞ 免疫力差才會讓皰疹活化

嗯！免疫力就像愛情一樣，可以努力，但是無法強求。站在預防醫學的立場，規律的作息、適度的運動，確實會讓免疫力提升，然而，在這裡要提醒大家，千萬不要在皰疹病毒發作的當下，特意的加強運動，或為了放鬆心情，而安排長途旅行。

皰疹病毒發作，身體要提醒你的是：**多休息、睡好、睡飽！**讓皰疹發作快快過去就好，其餘的，等這次皰疹好了再說。另外，皰疹幾乎無法預防，只能叮嚀不要親吻嬰兒，避免嬰兒被傳染造成嚴重併發症

⊞ 飲食該注意什麼？

唇皰疹是嘴唇的黏膜發炎，所以我都會建議患者，太鹹太辣的、刺激的、辣的不要吃，免得刺激黏膜，讓症狀惡化。除此之外，奶、蛋、魚、肉、豆、蔬菜、水果、五穀類，只要不會過敏的，通通可以吃。

均衡的營養、充分的休息，是讓皰疹快點好的不二法門。

➕ 皰疹會傳染給別人嗎？

會！皰疹是直接接觸皮膚傳染的，所以正在活化期、看得見的皮膚病灶，是會因為接觸到病灶，就直接傳染。

可怕的是，就算是沒有臨床病灶的皮膚，也就是外觀看起來沒有症狀，卻曾經感染過皰疹的人，病毒也會少量的傳播，這也可以解釋，為什麼大多數人，回想不起來是在哪裡、被誰傳染到的。

➕ 皰疹很難治療嗎？

還好，皰疹雖然頑強，但卻很好治療。唇皰疹的自然病程約五到十五天，如果可以在症狀剛出現，皮膚只有局部脹脹、紅紅的感覺時，趕快塗抹抗病毒藥膏（Acyclovir cream），通常可以把病程縮短到一至兩天。

長在生殖器周圍的 HSV2 皰疹感染，則通常需要吃到口服的抗病毒藥物（Acyclovir, Famciclovir, Valciclovir），才能讓病灶得到有效的控制。

➕ 聽說有一種皰疹會致命是真的嗎？

聽說有一種皰疹，也會長水皰，而且水皰繞身體一圈，人就會死，是真的嗎？有一種皰疹，叫做**帶狀皰疹**，就是閩南話說的「皮蛇」，民間傳說，皮蛇繞身體一周就會死，這其實是錯誤的迷思。

帶狀皰疹跟唇皰疹的病程很像，只是帶狀皰疹的病源：Varicella Zoster Virus 比 HSV 要兇惡的多，所以不論是初次感染、後續活化，都會

造成更明顯的臨床症狀。帶狀皰疹的活化，通常只會繞身體半圈，不會繞整圈。

　　只有在免疫力很差的病人，像是化療中的癌症患者、器官移植後，吃抗排斥藥的患者、後天免疫不全症的患者，才有可能引起瀰漫性的帶狀皰疹感染，造成生命危險。關於帶狀皰疹的臨床特色與治療，可以參閱第 30 堂課〈帶狀皰疹會致命嗎？〉（第 158 頁）。

專科醫師的貼心叮嚀

唇皰疹

- 是因為皰疹病毒感染造成的，大多數的人在小時候就得過了，但是初次感染不一定會有外顯症狀。感染後，病毒會潛伏在體內，等到免疫力下降時才活化起來，變成唇皰疹。

- 引發唇皰疹的原因有：壓力、感冒、身體狀況差、睡眠不足、小外傷、日曬、嘴唇乾裂、女性生理期、季節的轉換等。

- 唇皰疹很好治療，卻不容易根治，發病期間具傳染性。

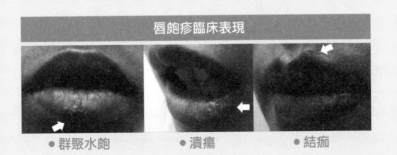

唇皰疹臨床表現

● 群聚水皰　　● 潰瘍　　● 結痂

第 30 堂

帶狀皰疹會致命嗎？

當一個患者走進診間，臉上沒有明顯皮膚病灶，但是患者卻愁容滿面，通常皮膚科醫師心裡就會有個底，患者可能是身上有著會痛的皮膚病症，而在這些會痛的病症當中，疼痛度最高、持續時間最久的，就是俗稱「皮蛇」的帶狀皰疹了。

📁 什麼是帶狀皰疹，為什麼叫「皮蛇」？

帶狀皰疹其實是一種病毒感染，這個病毒，人體**第一次感染後得到的病叫做水痘，第二次感染時叫做帶狀皰疹**，其實，帶狀皰疹就是水痘病毒感染人體後，病毒再次活化導致。

帶狀皰疹的外顯症狀，就是沿著身體皮節長出一整條的紅色疹子，還會合併水皰產生，最好發的部位就是軀幹。我們的皮膚會有冷熱、癢、痛等的感覺，是由感覺神經負責傳導，同一條感覺神經負責的區塊，我們叫一個「皮節」，軀幹的皮節大致上跟肋骨平行，因此長在軀幹皮節上的帶狀皰疹，看起來就好像一條蛇纏繞在腰間的樣子，所以老一代的人，叫它「皮蛇」，就像是皮膚長了一條蛇一樣，其實形容的很傳神。

帶狀皰疹會有什麼症狀？

帶狀皰疹全身的皮膚都可能會得到，它最明顯的症狀就是產生多發性、突起的紅疹，紅疹上面會合併水皰，大部分的患者，在皮膚有紅疹時，甚至在皮膚發紅疹之前，就會有痛、麻、或是癢的感覺。

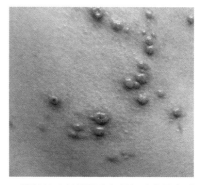

▲帶狀皰疹外觀是突起的紅疹上面有群聚的水皰，通常會有痛、麻的感覺

有時後，皮膚疹子還沒發，卻明顯的會癢、會痛，有些患者往往因此進行很多檢查都找不出原因，等到皮疹發出來，答案就出來了，原來是帶狀皰疹造成疼痛。

帶狀皰疹該如何治療？去斬蛇有用嗎？

帶狀皰疹會沿著皮節長，身體的皮節，在軀幹部位大致跟肋骨平行、一圈一圈的。而若在手臂是由肩膀、手肘、到手指呈現一長條，在腿則是沿著大腿、小腿、一路延伸到腳趾頭；帶狀皰疹只會沿著身體一邊的皮節長，在軀幹只會繞身體半圈，通常不會越過脊椎。

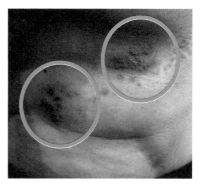

▲帶狀皰疹好發在軀幹部位，會沿著身體長半圈，看起來好像腰間纏了一條蛇，俗稱「皮蛇」

因此，有經驗的民俗療法，會在脊椎的地方蓋印章，看起來就好像成功的阻止皮蛇長到身體另一側，這個蓋印章的動作，民俗療法叫作「斬蛇」。如果仔細觀察帶狀皰疹的分佈位置，會發現不論有沒有斬蛇，皮膚的疹子都不會越過身體中軸的。

剛剛提到，**帶狀皰疹是水痘病毒感染造成**，隨著醫學進步，我們已有能夠殺死水痘病毒的口服藥可以使用，因此，在罹患帶狀皰疹的第一時間，趕快使用抗病毒藥，可以有效讓帶狀皰疹病程縮短、併發神經痛的比例下降。

🔲➕ 聽說皮蛇長一圈就會死是真的嗎？

老一輩的民眾都說皮蛇長一圈就會死掉，其實並不會。剛剛提到，帶狀皰疹只會長身體的半邊，比如說一隻手、一條腿、左邊的胸部、或是右邊的腹部，不會長一圈。

不過，有些免疫力很差的患者，像是癌症正在接受治療、器官移植正在吃免疫抑制劑、或是控制不好的自體免疫疾病患者，有可能會因為自己抵抗力太差，而讓帶狀皰疹擴散到全身，這個時候，因為患者本身已經很虛弱，任何感染都有可能造成生命危險。

哪些部位得到帶狀皰疹，要特別小心？

帶狀皰疹其實全身的皮膚都有可能會得到，然而，當發在顏面、特別是眼睛上面、耳朵上面，或是會陰部位包含尿道、肛門的部位，我們會格外小心。

顏面部位，特別是眼睛，我們會擔心視神經、角膜受到感染而影響視力；耳朵我們會擔心顏面神經、聽神經受到感染而影響臉部表情、身體平衡，會陰部位會擔心控制大小便的神經受感染而造成尿失禁、大便失禁這些嚴重的併發症。所以，一旦顏面、會陰部位有帶狀皰疹感染，一定要儘速就醫，及早治療，以免造成永久性的傷害。

發作時要注意什麼嗎？

帶狀皰疹常常會有水皰產生，很多患者看到水皰就會想擠破，但是，帶狀皰疹的水皰裡面會有病毒，所以不要弄破，不然水皰內液體流到附近的皮膚，會讓病毒傳播出去。

大部分的水皰，在吃抗病毒藥物之後，就會慢慢乾掉、結痂、最後脫落，少部分的水皰，會需要進一步清創，這就要看當時傷口的狀況，由醫師評估後再施行傷口照顧。

帶狀皰疹是一種感染，所以我都會特別交待患者，這個時候，**儘量多休息，讓身體充分休養生息，病才會好的快。**

📁 飲食有沒有禁忌？

民間有個很有趣的傳說，說皮蛇是蛇，蛇愛吃蛋，所以長皮蛇的時候不能吃蛋。這個傳說真是個美麗的誤會，其實長帶狀皰疹，**飲食沒有特別禁忌**，因為**帶狀皰疹是病毒感染，所以營養很重要**，不論是牛奶、雞蛋、海鮮、肉類，只要不會過敏的，都可以吃，吃飽吃好，讓自己身體的免疫力強大起來，病才會好的快。

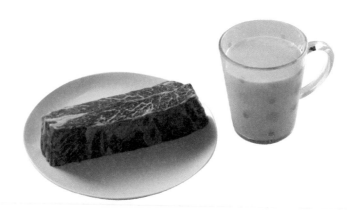

▲牛奶、肉類，不會過敏的都可以吃

📁 帶狀皰疹有沒有後遺症？

帶狀皰疹最讓人害怕的地方，不只是急性期的疼痛以及併發症，由於病毒會感染到皮膚和相對應的神經，所以有一部分的患者，在皮膚都好了之後，疼痛的感覺不但沒好，反而更加劇烈，這就是帶狀皰疹的後遺症：**皰疹後神經痛**。

有的人會描述說，明明是衣服輕輕的摩擦，卻像是被電到一樣難受；有的患者則是三不五時，被感染的部位會突然又刺又痛，甚至會形容像是被火燒到一樣痛苦難耐，而明明皮膚都已經沒有任何症狀了，還是會痛。皰疹後神經痛有特殊的口服藥可以減輕痛苦，然而這種後遺症，往往會持續數個月之久，特別是年紀在 70 歲以上的長輩，神經痛的比例比年輕人高很多。

近幾年來，針對帶狀皰疹的疫苗已經成功研發上市，施打疫苗，可以降低罹患帶狀皰疹的機會，即使打了疫苗之後還是不幸得到，也會讓皰疹後神經痛的比例下降，可以說是對抗帶狀皰疹的一大進展。針對 50 歲以上的成人，可以考慮施打帶狀皰疹疫苗，雖然無法達到百分之百的保護力，但是會有預防帶狀皰疹的效果；帶狀皰疹疫苗也可以降低皰疹後神經痛發生的機會，是真正的防患於未然。

專科醫師的貼心叮嚀

帶狀皰疹

- 就是俗稱的皮蛇，是水痘病毒感染造成，人體第一次感染這個病毒叫水痘，第二次感染叫帶狀皰疹。

- 全身的皮膚都會長帶狀皰疹，然而長在眼睛、耳朵、會陰部位，要特別小心可能的併發症。最常見的症狀就是：多發性、突起、會痛的紅疹，合併水皰產生，最常長在軀幹部位。

- 皰疹後神經痛是帶狀皰疹最讓人痛苦的後遺症，好發在 70 歲以上的老年人。施打帶狀皰疹疫苗可以降低得到帶狀皰疹或是皰疹後神經痛的機會。

好痛！身上好像長釘子？

皮膚科門診，如果看到患者面帶愁容，走路姿勢有點奇怪，或是請患者坐下時猶豫再三、坐姿有點歪歪扭扭的，通常就是在大腿內側、屁股附近，突然長一顆壓了會痛的東西，因為很痛，會讓人覺得芒刺在背，因而改變姿勢；有時候，老一輩的患者會直接用閩南語跟醫師說：「我長釘子了！」

這當然不是真的身上長了釘子，而是這種痛感，就像根釘子釘在皮膚上一樣難受，而造成這種現象的原因，不外乎兩種病因：粉瘤或是疔瘡。這兩種疾病，急性期治療方式大同小異，然而病程卻大相逕庭，一起來看看有什麼不同吧！

➕ 粉瘤是良性囊腫易復發

粉瘤的正式名稱是**表皮囊腫**，英文名字叫 Epidermal cyst，名字中有個「瘤」字，就表示他是屬於增生性的疾病，大多數增生性的疾病，要根治都需要手術切除。

我常常這樣跟患者解釋什麼是粉瘤，我們把粉瘤想像成一顆水球，但是水球裡面裝的不是水，是白色的角質，這些角質，是水球的壁分泌出來的，角質分泌越來越多，水球就越來越脹大，所以原先在皮膚下面小小米粒大的東西，經年累月之後，就慢慢長大，長成一顆花生米大，甚至變成一顆乒乓球大小。

這顆水球埋在皮膚裡面，大多數的情況下，可以相安無事，然而一旦水球大到一定程度，就容易因為受到擠壓而破裂，水球破裂之後，裡面的內容物如果外漏，就會引發發炎反應，反應在臨床症狀，外觀上看起來變的紅紅的、摸起來熱熱的，同時壓了會痛，或是不壓也會隱隱作痛。

由於粉瘤是增生性的疾病，如果沒有移除它，它就一直都在，只要它還存在一天，就有發炎的可能，因此粉瘤發炎常常會在同一個部位反覆發生。

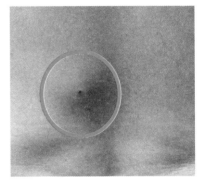

▲粉瘤

📋 疔瘡是可以痊癒的毛囊感染

如果單一個毛囊受到感染，我們叫它**毛囊炎**（Folliculitis）；如果是好幾個相鄰的毛囊都一起被感染，我們叫它**疔瘡**（Furuncle）；如果這好幾個毛囊的感染已經擴及到鄰近的皮下組織，我們叫它**癰或是癤**（Carbuncle）；如果感

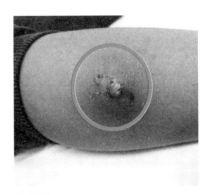

▲疔瘡

染深到皮下脂肪、大到一定的範圍，我們叫它**蜂窩性組織炎**（Cellulitis）。

疔瘡的感染來源，最常源自於細菌，尤其以正常皮膚就會有的細菌，像是金黃色葡萄球菌為大宗，因此只要把細菌殺死了，疔瘡就可以痊癒，不會反覆發生。

粉瘤、疔瘡千萬不可自己擠

治療發炎的粉瘤，或是正在感染的疔瘡，通常以口服抗生素、消炎藥、外用抗生素為主，同時做好傷口照護，不論是粉瘤或是疔瘡，都可以在一週內得到大幅度的緩解。

然而，我常常遇到患者，在疾病初期一直想要把粉瘤或疔瘡的內容物擠出來，不管是用手指掐、還是特意去買偏方來「吊出」內容物，這其實都會讓發炎惡化，請千萬不要這樣做！

粉瘤會發炎是因為水球壁破掉而讓內容物外漏，引起發炎反應，用力去擠，只會讓內容物更往皮膚深層擴散，讓發炎反應更深、更廣、更惡化。**疔瘡初期**不一定會有膿產生，硬要擠，可能會把原本已經被白血球包圍好的細菌往外推擠，引發鄰近部位感染，也有可能因為擠壓的過程製造了新的傷口，讓皮膚門戶大開，細菌長驅直入。

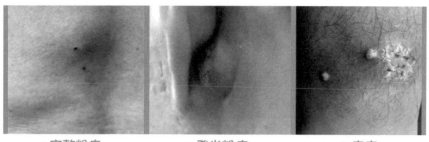

●完整粉瘤　　　　●發炎粉瘤　　　　●疔瘡

➕ 切開排膿須由專業醫師執行

　　針對發炎厲害、內容物已經液化呈膿的粉瘤或疔瘡，直接切開病灶、排出這些膿液，確實是最快速有效的治療方法，然而，切開排膿的重點，在於「切開」、妥善消毒之後，在粉瘤或疔瘡上面切開一個乾淨的切口，切口的深度要夠，才能讓底下的膿液順利排出人體，不會擴散到旁邊，這才是有效的治療。

　　因此切開排膿，請找皮膚科醫師或外科醫師，使用無菌器械、妥善消毒過後執行，合格的醫師使用的刀片或針頭，是一次性使用過後就丟棄，並不會重複使用，所以請不要以為在家裡，用火烤一下縫衣針、或是美工刀，就可以有一樣的結果，消毒不當，往往會讓感染變得更複雜、更難治療。

➕ 根治的方法

　　剛剛提到，粉瘤是增生性的囊腫，如果包住粉瘤的水球壁不清除，粉瘤就一直都在。通常一顆體積不大、完整包覆的粉瘤，不用積極處理，可以學著跟它和平相處；然而如果粉瘤的體積越來越大，或者長在容易摩擦、受壓迫的部位，像是大腿內側、腋下、背部、屁股這些地方，往往粉瘤就會反覆發炎，而影響到日常生活。

　　反覆發炎的粉瘤，我就會建議患者做手術切除，然而手術的時機很重要，正在發炎的粉瘤，不建議動刀，因為發炎時期，正常組織與粉瘤組織夾雜在一起，不容易辨認清楚，不但動刀的範圍會變大、傷口容易

出血、粉瘤更不容易拿乾淨，因此，醫師會等到粉瘤發炎好轉、不會痛、恢復成原來的大小，最好是可以摸出明顯的邊界時，再進行手術。

🔲➕ 發炎時要考慮其他潛在的原因

發炎的粉瘤、疔瘡雖然是臨床上最常見的感染，然而不是所有會痛的都只是粉瘤或是疔瘡這麼單純，有一些特別容易復發、很難控制的發炎，要考慮其他潛在的原因，像是長在嘴周，要小心可能是牙周發炎後形成的膿瘍；長在肛門附近，要小心可能是肛門瘻管的皮膚開口；長在腋下、腹股溝，要注意可能是化膿性汗腺炎的初期表現。

皮膚若出現急性會痛的病灶，屬於**急性皮膚病**，請儘快就醫，不要拖延，早期治療可以降低永久性疤痕產生的機會。

專科醫師的貼心叮嚀

粉瘤＆疔瘡

- **粉瘤**是良性囊腫，不處理沒關係，如果粉瘤破掉，會引起發炎，造成紅、腫、熱、痛。粉瘤要根治，需要手術切除。

- **疔瘡**是好幾個毛囊同時受到感染，最常見是細菌感染，疔瘡好了就痊癒了。

- **疔瘡**或粉瘤都不能自己擠，會惡化發炎，通常吃藥、擦藥，一週內會緩解。

傷口照護，這樣做

每天門診總是會有好幾位外傷的患者來求診，他們有個共同的特色：皮肉的小外傷已經好幾天，自己擦藥換藥，傷口卻不見好轉，有的還越來越腫痛。傷口照護需要四重點：清創、上藥、包紮、更換，你都做對了嗎？

🩹 第一步：清創

　　清創，光用想的就覺得很痛，事實上，也真的很痛。傷口照顧不好，最常見的原因，就是清潔不當。

　　可能因為很痛，所以來門診的患者，通常上藥時都小心翼翼的，不敢直接清潔傷口，一天又一天下來，傷口上面累積了上次擦的藥膏、硬掉的血塊、乾掉的組織液，層層堆疊在傷口上，這些廢棄物，其實會阻礙皮膚新生，延緩傷口收口的時間。

　　我們可以把破損的皮膚，想成是柏油路上的一個坑洞，今天要把坑洞補滿，第一步驟，就是先把坑洞內的雜物移除。假如今天坑洞內，堆滿了廢棄輪胎、施工號誌、玻璃碎片，堆得都滿出坑洞了，這個坑，是無法直接鋪柏油的，所以要填坑之前，需要先把廢棄物移除，然後再補土、填沙，最後再鋪上柏油。皮膚破損也是類似的

道理，假如今天傷口上面滿布著廢棄物，皮膚細胞也無法直接翻山越嶺的生長過去，所以傷口照護第一步，就是妥善的清創。

清創請用無菌棉棒，沾生理食鹽水或者滅菌過的飲用水，由內往外，**以同心畫圓的方式清創**，把舊的藥膏、黑黑的血塊、連同黃色的組織液都清除，記住，**用沾濕的棉棒慢慢清洗傷口**。

有時候傷口太乾，並不是因為皮膚已經長好了，而是因為傷口上面覆蓋了乾掉的組織液，這時候，可以先用浸濕的紗布覆蓋傷口，也就是利用紗布濕敷傷口，大約十分鐘之後，等到乾涸的傷口表面都軟化了，再開始用棉棒清創。

清創的同時，如果傷口因而微微流血，請不要擔心，血液可以帶來傷口新生必要的細胞，對傷口癒合並不是壞事。

大部分患者，對傷口要清潔到什麼階段，往往感到很困惑，這時候，我會示範給患者看，傷口清潔到什麼階段，才叫乾淨的傷口，其中的大原則是：**清潔傷口到沒有看到白色的藥膏、黑色的血塊，傷口床呈現粉紅色的時候，就可以說是一個乾淨的傷口。**

由於傷口深淺不一，有的還會合併感染，所以建議外傷的第一時間，可以先找住家附近的醫療院所幫忙評估傷口，以及教導傷口護理的方法。

有的傷口，會合併一些纖維組織附著，一時之間無法全部移除，這就需要居家換藥時，自己也做好一定程度的清創，一天兩次，清潔傷口，才能讓傷口快點癒合。

📋 第二步：上藥

最痛苦的清創結束了，第二步驟就輕鬆許多，傷口照護的第二步驟是**上藥**。每個傷口的深淺不一，組織液滲出的情形不同、合併的感染程度也不同，因此，傷口用藥，請在醫師建議下使用。

我曾經遇過一位患者，原本只是小小的擦傷，卻因為用到複合性的藥膏、密封性的敷料，發生嚴重的過敏反應，變成必須治療過敏，又要照顧外傷，讓後續的治療複雜許多。因此，傷口用藥請在醫師建議下使用，不要誤信偏方，以免衍生出更多問題。

大部分的**外傷上藥，請用乾淨的乾棉棒沾藥膏，在傷口上薄擦一層藥膏即可，不需要厚敷**，但在少數情況，醫師會囑咐藥膏須厚敷，填滿傷口，甚至有些傷口，使用特殊的敷料，不需要再擦藥膏。所以傷口用藥原則，也請在醫師指導下施行。

📋 第三步：包紮

關於**包紮**，在門診，常常會看到有些患者，不包紮傷口，讓傷口裸露在空氣中，他們的一致說法是這樣的：「傷口要乾燥才會收口，包住了會悶住傷口，所以我都不包。」

這是錯的！這是錯的！這是錯的！

傷口不是鹽酥雞，包起來軟爛潮濕就風味盡失，傷口是需要保護的皮膚缺損，請用科學的方法來照顧。

傷口初期，需要**白血球**來吞掉外來的細菌及外來物，也需要**纖維母細胞**移行、增生、進行修復，更需要**上皮細胞**從傷口周圍移行、長出新的皮膚，這些步驟，都必須在濕潤的傷口床上，才能順利進行。傷口包覆紗布或敷料，可以保護傷口，免於環境中的各種細菌、病毒伺機性感染，如果敷料能提供傷口床一個濕潤又抑菌的環境，確實會縮短傷口癒合需要的時間。

當傷口的癒合條件良好，自然滲出液就減少，慢慢的傷口就會越來越乾爽，一直到新生的皮膚完全覆蓋好傷口，這時候的新生皮膚，才是真正的「乾燥」。所以，一直聲稱傷口必須「乾燥」，堅持不包紮才能收口的說法，是倒果為因的謬誤。

包紮傷口，請用滅菌過的紗布覆蓋，邊緣再用紙膠固定；有些特殊傷口，醫師會建議其他的敷料，也請在醫師評估、教導過後再使用。

➕ 照護傷口第四步：更換

上面提到，濕潤的傷口床，有利於組織新生、傷口癒合，然而潮濕悶熱的環境，也是細菌的溫床，所以勤換藥，也非常重要。

一般的傷口，一天兩次換藥就足夠了，然而面對滲出液很多的傷口，或是不小心弄濕傷口，只要覆蓋在外層的敷料濕了，就請換藥。當然，特殊的傷口，會有特殊的換藥方式，不在此限，須以實際狀況及醫師建議為主。

看到這裡，很多人就會問：傷口可以碰水嗎？

如果是住在城市裡，有乾淨的自來水供應，那洗澡時淋濕傷口，問題不大，只要洗完澡後隨即換藥就好。然而，台灣有些鄉鎮縣市，是沒

有自來水的，民眾常是抽取地下水來當成家庭用水，有些需要下田耕作的農人，水源往往是灌溉溝渠引來的水。所以我通常都這樣教患者：**盡量不要弄濕傷口，濕了就換藥**，雖然會造成患者的不方便，但是對教育背景不一、居家水源不清楚的患者而言，叮嚀患者不碰水，但需要用生裡食鹽水清創，是臨床衛教傷口照護，簡單又有效的方法。

除了洗澡之外，泡澡、游泳、泡溫泉，基於避免傷口感染的前提，都不建議。所以，請記住照護傷口的四步驟：**清創、上藥、包紮、更換**，可以讓傷口早日癒合，也可以減少健保的支出。

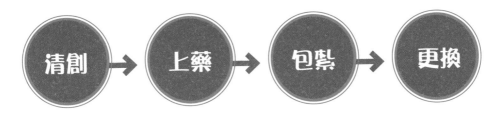

清創 ➡ 上藥 ➡ 包紮 ➡ 更換

專科醫師的貼心叮嚀

傷口照護

- 四個步驟：清創、上藥、包紮、更換。

- **清創**用濕棉棒把傷口表面的藥膏、血塊、組織液都清掉，清到傷口床變成粉紅色才行。

- **上藥**請在醫師指示下使用，大部分的傷口，藥膏薄薄擦就夠了。

- 傷口要妥善**包紮**，不能裸露出來。

- 一般傷口一天**換藥**兩次，如果滲出液很多，只要紗布濕掉就需換藥。

第 **33** 堂

沖脫泡蓋送，錯了嗎？

沖、脫、泡、蓋、送，目前仍是處理燙傷的準則，沒有錯！只是施行上，有些細節，需要注意。在此，我把這五個步驟，結合成三個步驟，分別是沖、泡＋脫、蓋＋送，比較簡單好記。

「游醫師，最近我在網路上，看到好多人都在流傳一則訊息，說燒燙傷的急救過程：沖、脫、泡、蓋、送，其實是錯的，請問真的是這樣嗎？燒燙傷的第一時間，到底該如何處理呢？」一位好朋友發了一則這樣的簡訊問我。

在留言給他的同時，勾起了一段我不願回想的過去。前年夏天，我們一家人開開心心的搭乘飛機，橫渡太平洋，即將展開籌畫了一整年的家庭旅行。長途飛行的客機上，安靜的艙內，燈光都已經調暗，只剩零星的幾盞閱讀燈還亮著。那時，孩子都睡著了，我也才剛取下耳機，開始閉目養神。昏昏沉沉當中，忽然聽到後座傳來一陣撕心裂肺的哀嚎，回頭一看，竟然是我的孩子在睡夢中忽然爆哭起來。第一時間，我以為孩子做惡夢了，趕忙把他從座位上搖醒，想要安撫他。

抱他起來的當下，發現他褲子濕掉了，孩子的爸爸以為是作惡夢尿濕褲子，孩子才因而大哭。正當我們手忙腳亂，一邊安撫他，一邊準備幫他換掉濕透的褲子時，褲子一拉下來，竟然發現屁股上出現了

好幾個水皰，當下才明白，為什麼性格一向平穩的孩子，會哀嚎得那麼慘烈，原來我的孩子，燙傷了！

定睛一看，才發現原來放在餐桌上的一杯熱水，已經打翻了，熱水沿著座椅，流到孩子的屁股，引起二度灼傷；更慘的是，由於沒有意識到是燙傷，所以幫他脫褲子的同時，也弄破了好幾個水皰。

後來，在空服員的協助下，我們運用飛機上的敷料，幫孩子做了簡單的包紮，抵達旅館後，跟孩子討論，期待已久的家庭旅行，很可能要提前結束，直接飛回台灣了。孩子難掩失望之情，只淡淡地說一句：「我的屁股還很痛，明天可以不要再坐飛機了嗎？」

再度商量後決定，先進行旅行的初步計畫，開兩個小時的車到第一站，觀察孩子的復原情況，再決定後續的行程規劃。天真的孩子，聽到不用下一班飛機直接飛回台灣，還可以再待個兩天，開心地這樣安慰自己：「那至少還有玩到兩天。」

幸運的是，孩子的燙傷屬於淺層二度燙傷，只傷及淺層的真皮層，傷口復原的速度很快，大約三天之後，換藥已經不再疼痛，用屁股坐在硬椅子上，也不會有任何不適。我們的家族旅行，就在驚濤駭浪中開始，平安圓滿中結束，然而，那一幕驚心動魄的燙傷，到現在回想起來，還是讓我餘悸猶存。

🏥 燙傷的第一時間處理：沖、泡＋脫、蓋＋送

燙傷的第一時間處理，我們熟知的沖、脫、泡、蓋、送，有錯嗎？

沖、脫、泡、蓋、送，目前仍是處理燙傷的準則，沒有錯！只是施行上，有些細節，需要注意。在此，我把這五個步驟，結合成三個步驟，分別是**沖、泡＋脫、蓋＋送**，比較簡單好記。

➕ 沖

　　沖脫泡蓋送的施行時序很重要，不要急著脫去衣物，先用大量流動的冷水降溫，流動的冷水，因為持續流動，可以有效地帶走體表溫度，是局部降溫最安全又有效的方式之一，這裡要注意的是，水流不要很強，不要強到會沖破水皰。

　　要沖多久呢？簡單來說，沖到不痛為止，如果情況允許，**會建議沖二十分鐘**，如果因為燙傷面積大，須立即送醫，可以改用泡的，把患部泡在冷水當中，趕緊送醫，然而用浸泡的方式，由於水溫會上升，組織降溫效果並沒有比持續沖水來的好。

　　門診常見民眾在燙傷的第一時間，沖水的時間只有短短的一兩分鐘，然後就改用局部冰敷，其實燙傷的皮膚，因為表皮受損，連帶著皮膚的感覺也會異於正常，直接長時間冰敷，很容易造成皮膚凍傷而不自覺，進而讓組織傷害更多。所以**燙傷的第一時間，請務必記得流動冷水持續沖**。

➕ 泡＋脫

　　泡冷水的另一項重要考量是，讓衣物在浸泡時，不要緊貼在燙傷的皮膚上，利用水的浮力，輕柔的移除患部覆蓋的衣物，必要時，直接用剪刀剪破袖口或領口，不要因為脫衣服時的摩擦，造成皮膚的損害，或是因而把水皰弄破。

　　像上述的飛機燙傷事件，就是因為我們第一時間沒有發現孩子是燙傷，手忙腳亂幫他脫衣服的同時，就把水皰弄破了，甚至把水皰皮都磨掉了。

　　泡冷水，其實組織降溫的速度並沒有持續沖冷水來的好，身體泡在冷水中，水溫會緩慢的上升，需要勤更換，因此不論降溫的速度、施作的方便性而言，都不如流動的冷水持續沖，來的快速而有效。

⊞ 蓋＋送

　　在緊急降溫之後，如果燙傷面積太大，還是建議到醫療院所進行後續治療，**在送醫的過程中，用乾淨的紗布覆蓋患部**，避免因為運送過程而造成感染。除此之外，另一個很重要的考量，是有些燙傷病患，特別是小孩，在大範圍面積燒燙傷之後，皮膚缺損過多，體溫及水分都會大量蒸散，加上沖跟泡的降溫過程，有可能引發失溫，因此建議，在沒有燙傷的部位，注意保暖，也是「蓋」的另一項處理原則。

🔳 燙傷的水皰要不要弄破？

只要起水皰，就表示燙傷的深度已經深過表皮層，達到真皮層，這代表什麼意思呢？表示原來可以提供皮膚屏障的表皮層，已經與真皮層分離。如果這時候將水皰弄破，甚至把水皰皮整個移除，會造成真皮層直接暴露在外在環境中，少了表皮的保護，不儘傷口疼痛度加劇，也會增加傷口感染的風險。

燙傷產生水皰，請不要把水皰弄破，至於水皰內液要不要引流、水皰皮何時需要移除，都跟燙傷的面積、部位、嚴重程度有關，所以燙傷起水皰，請就近就醫，在醫師的指導下照護傷口。

🔳 預防重於治療

機車確實讓擁擠的都市生活，增加了許多便利性，然而，在我的門診當中，最常見到的燒燙傷，就是機車排氣管燙傷。好幾次，看著一臉自責的雙親，帶著被排氣管燙傷的孩子來就診，那種內心的煎熬與不捨，都會讓我想起我的親身經驗。如果可以事先預防燙傷發生，就不需要事後的自責與照護了，在此提醒大家，騎機車、停機車、走在停放機車的道路時，務必時時提醒自己與孩子，小心機車排氣管，寧可多繞遠路，也不要因為一時不察，而造成悲劇。

除此之外，抱著小小孩的時候，請不要一手抱小孩、一手喝熱飲、喝熱湯；外出用餐，請讓孩子坐在遠離走道、不會有人上菜的角落；家有小小孩的，餐桌請不要鋪垂墜式的桌巾；做菜時確保小孩待在安全的場所，不會突然闖進廚房；大鍋熱湯、熱茶不要放在地上；煮好飯上菜前，

請先把小孩安置好再把菜飯端上桌；開飲機選用熱水出口配有安全鎖的機型，並且安置在小孩不易構到的地方；在狹小的空間用餐，像是火車上或飛機上，請不要點熱飲或熱湯；幫孩子洗澡時先放冷水、再放熱水。

　　燒燙傷常常發生在一瞬間，仔細的評估家中環境，有哪些潛在的風險，事先防範，勝過事後的千言萬語。

 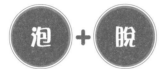 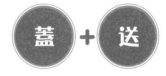

沖	泡＋脫	蓋＋送
流動清水	冷水浸泡	乾淨紗布
溫柔水流	利用浮力	包覆傷口
二十分鐘	善用剪刀	注意保暖
不痛為止	移除衣物	後送醫院

專科醫師的貼心叮嚀

【燙傷處理】

- 燙傷緊急處理：→持續沖冷水二十分鐘、
  →一邊泡冷水一邊脫去衣物、
  →蓋上紗布或保暖衣物後送醫。

- 移除衣物時要輕柔，可以用剪刀直接剪破衣物，避免衣物摩擦讓水皰破掉。

- 燙傷的水皰第一時間不要弄破，可以保護底下受傷的真皮。

- 預防重於治療，走路小心機車排氣管、用餐注意細節、火車上或飛機上不喝熱飲或熱湯。

第五章

會癢
的皮膚病

- 濕疹是皮膚太乾還是太濕？
- 吃什麼都癢的蕁麻疹
- 異位性皮膚炎會好嗎？
- 異位性皮膚炎的食衣住行
- 濕疹與異位性皮膚炎日常照顧小撇步
- 會傳染的疥瘡
- 冬天癢不停的冬季癢

第 **34** 堂

濕疹是皮膚太乾還是太濕？

濕疹的皮膚，確實可以表現乾，也可以表現濕，所以濕疹的皮膚，既不是太乾，也不是太濕，而是敏感脆弱，所以冬天怕乾、夏天怕流汗潮濕。

「醫生說我是濕疹，可是我的手乾到不行，怎麼會是濕疹？」

「我的手，常常濕，甚至濕到會起水皰，醫生也說是濕疹，怎麼會呢？」

到底濕疹，是皮膚太濕，還是皮膚太乾呢？其實，這兩者都對，也都不對。其實，濕疹的皮膚，可以表現濕，也可以表現乾，更需要記得的是，濕疹的皮膚怕濕，也怕乾。我們來看兩個實際的病例吧！

第一個案例，是典型的**手部濕疹**，也就是**富貴手**，可以看到紅腫的皮膚，又乾又脫皮，這是因為常接觸清潔劑，所引起的手部濕疹。

第二個案例，是**手部汗皰疹**，或稱為**手掌水皰型濕疹**，可以看到手掌、手指，散在性的分布了很多細小的水皰，這是在濕疹的急性期，因為表皮與真皮層有組織液累積而分離，因而形成外觀上的水皰。

濕疹的皮膚，確實可以表現乾，也可以表現濕，所以**濕疹的皮膚，既不是太乾，也不是太濕，而是敏感脆弱，所以冬天怕乾、夏天怕流汗潮濕。**

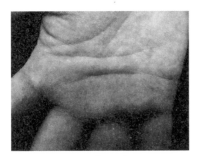

● 濕的濕疹

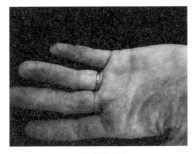

● 乾的濕疹

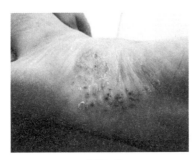

● 汗皰疹

為什麼濕疹會有不同的症狀？

　　這要從皮膚組織切片的表現說起，濕疹的皮膚，在顯微鏡底下，呈現出來的是表皮層很多發炎細胞的浸潤，表皮因而變得很多小泡泡，我們稱之為**海綿樣變化**（Spongiosis）。當這些小泡泡聚集在一起，就形成大泡泡，大泡泡就把表皮跟真皮層隔開了，於是外觀上就冒出了小水皰，這是**急性濕疹**。

　　當一次又一次的濕疹發作，皮膚經歷反覆的發炎之後，表皮層會因此增厚，原本應該正常代謝的角質層，因為發炎的關係，代謝速度加快，造成很多來不及脫落的角質，一半黏在皮膚上，一半掀起來，臨床上就是我們看到的「脫皮」或「脫屑」，表現在外，可以看到皮膚粗粗的、紅紅的、合併脫屑產生，這是**亞急性濕疹**。

　　當濕疹發作很多很多次以後，皮膚就開始有相應而生的反應，為的是抵抗這些反覆的發炎，於是皮膚開始增生、變厚，表現在外，就是皮膚增厚、變乾、甚至合併裂縫產生，這就是**慢性濕疹**。

　　打個比喻來說，同樣一個人，嬰兒時期、青少年時期、跟老年時期，外觀上會有顯著的不同，但是他還是同一個人啊！這就可以解釋了上述

的疑問，同樣一種病，也會因為有**急性、亞急性、慢性**三種不同的變化，但是本質上，還是同一種病。

📋 不同時期的濕疹，治療方式相同嗎？

如果單從使用的藥物來看，三種時期的濕疹，確實治療上大同小異，唯一不同的是，病程的後續發展與如何預防復發。

急性的濕疹，根據發病原因的不同，有的只是因為接觸到誘發的物質，而引起立即性的過敏反應，這種一次性的發作，只需治療當下的變化，可以當成是偶發事件處理。

亞急性的濕疹，患者通常有濕疹的體質，所以再發的機率高，除了治療當下的病灶之外，**規律作息、積極保濕、避免過度清潔**，都須請患者一併配合，才能達到有效控制。

慢性濕疹，光聽名字就知道病程則是起起伏伏，不容易痊癒，皮膚往往呈現粗、厚，這時候治療上很重要的是，打破慢性濕疹的惡性循環：不要抓！不要抓！不要抓！抓了皮膚就會引發更多的發炎反應、更形增厚。

📋 癢起來怎麼辦？

痛可忍，而癢不可忍，濕疹很癢啊，不抓怎麼能爽快止癢？有些人會說，我知道不能抓，所以我都用拍的，用刀背去刮它，用熱水沖它，就能止癢。這其實也是錯的！用拍的、用刮的、用熱水燙的，都會刺激皮膚，

使底下的血管擴張，一樣會讓濕疹的發炎惡化，造成後續的皮膚增厚。

那難道，濕疹癢起來，只能用念力、用祈禱的？其實除了用念力跟祈禱，還有一個好方法：**沖冷水，或者用冰冰涼涼的濕毛巾冷敷，冷敷之後，皮膚血管收縮，癢的感覺也會因而被減弱。**降溫之後，濕疹的患者，更要注意保濕，擦上保濕的乳液、面霜或油膏，這些外敷的保濕劑，不只能夠保護皮膚，也能提供局部降溫的功用。

➕ 濕疹不能只靠吃藥擦藥，作息更重要

濕疹的皮膚，比起正常的皮膚，缺乏表皮屏障，因此容易受外界環境的影響，夏天流汗多的時候，汗水裡的廢棄物質如不適時移除，會刺激濕疹的皮膚，引起發炎；冬天天氣乾冷，冷風一吹，表皮含水量下降，保護力更缺乏，也會引發發炎。

所以濕疹的皮膚，急性期吃藥擦藥，只能治療，無法預防疾病復發；更重要的是，患者必須了解自己的皮膚，不去烤箱、三溫暖；不碰刺激性物質像洗碗精、洗衣粉、漂白水、有機溶劑；不吃刺激的食物如麻辣鍋、薑母鴨；盡量規律作息，不熬夜、不失眠；同時勤擦保濕劑，提供保護，才能有效減少復發。

➕ 汗水不能停留，保濕一天三次

濕疹的皮膚保健，請記住十二字真訣「**汗水不能停留，保濕一天三次。**」

汗水會刺激皮膚，所以一旦流汗，除了儘速用毛巾擦乾之外，一天數次，用清水沖洗患部，之後用毛巾輕輕按乾，再補充保濕劑，才能徹底減少汗水對皮膚的影響。近幾年來很流行吸濕排汗材質的衣物，雖然感覺上汗水很快乾了，但是其實汗水是在皮膚上乾掉，並不是被衣物吸收，所以汗水內的廢棄物質，還是停留在皮膚上，一樣會刺激皮膚。

我會建議濕疹患者，貼身的衣物選擇純棉的材質，雖然純棉的衣物，吸汗之後會濕濕的，不舒服，但是至少是衣服吸收了汗水，衣服濕掉就換掉，換掉的同時，能夠用濕毛巾輕輕擦拭皮膚，也可以減少汗水殘留的刺激。

保濕一天三次，請在洗完澡、睡覺前、出門前，各擦一次。洗完澡，皮膚含水量最高，這時補充保濕劑，可以把水分鎖在皮膚表面，形成一層保護屏障，隔絕外界的刺激。

睡覺時，蓋了棉被，體溫上升，蒸散水分的速度也會加快，水分蒸散，皮膚屏障消失，就容易癢，所以濕疹常常在半夜發作，就是這個原因。在睡覺前擦一次保濕劑，讓患部的皮膚多一層保護，可以減少水分蒸散，預防半夜無意識的狀態，一直抓一直抓。

戶外風吹、日曬、雨淋，再加上路上的灰塵、空氣汙染，都會刺激皮膚，讓濕疹的皮膚更形惡化，所以在外出打仗之前，請先幫皮膚準備好戰袍：塗抹保濕劑，提供多一層的保護，才能延緩復發。

濕疹的皮膚，怕濕也怕乾，請記住十二字真訣，做好皮膚保健。

專科醫師的
貼心叮嚀

濕疹

- 濕疹是皮膚敏感脆弱，怕濕也怕乾。

- 急性濕疹會起水皰，亞急性濕疹會合併脫屑，慢性濕疹皮膚則會變厚變粗。

- 如果癢起來，可以沖冷水或用冷毛巾濕敷，不可以大力搔抓。

- 治療不難，難的是預防復發。濕疹皮膚保健十二字真訣：汗水不能停留，保濕一天三次。

- 汗水會刺激皮膚，一旦流汗，儘速用毛巾擦乾，一天數次，用清水沖洗患部，之後用毛巾輕輕按乾，再補充保濕劑，徹底減少汗水對皮膚的影響。

- 貼身衣物選擇純棉的材質，保濕一天三次，請在洗完澡、睡覺前、出門前，各擦一次。

> **汗水不能停留，保濕一天三次。**

第35堂

吃什麼都癢的蕁麻疹

因為吃入或吸入某種東西，導致身體引發過敏反應，造成全身的皮膚紅、腫、癢。這種過敏就是蕁麻疹。

「我已經癢了兩個星期了！一到晚上，就一直抓一直抓，整晚幾乎都沒睡！」

「我吃了藥就不癢，可是藥效一過，又開始癢，怎麼會這樣？」

「我需不需要去抽血驗過敏原？」

有時門診，看到好多黑眼圈的患者，然而他們並不是因為黑眼圈來求診，而是因為蕁麻疹發作，睡不好，導致黑眼圈跑出來。他們普遍的症狀就是「吃這個也癢！吃那個也癢！吃了斯x、敏x寧也沒有好！」這種在二十四小時內，時好時壞，好的時候消失無蹤，時間到了就又發作的皮膚癢，叫做蕁麻疹。

➕ 蕁麻疹？跟麻疹有關係嗎？

非也！非也！蕁麻疹，英文叫做 Urticaria，是一種全身的過敏；麻疹則是病毒感染，蕁麻疹雖然名叫麻疹，卻跟麻疹一點關係也沒有，

就像是長頸鹿美語，並不是長頸鹿在教一樣。

　　急性蕁麻疹的發生原因，大部分是因為吃入或吸入某種東西，導致身體引發過敏反應，造成全身的皮膚紅、腫、癢。這種過敏，會隨著身體的代謝機能，慢慢被排除。然而，大部分的患者，在蕁麻疹發作的時候，是因為整晚抓癢沒睡，症狀太不舒服，而就醫治療。

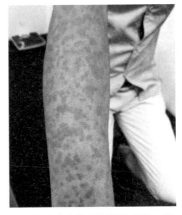

▲蕁麻疹會突然大面積的出現，過幾個小時後又消失不見

🏥 我又沒吃什麼？怎麼會過敏呢？

　　患者們大多很在意蕁麻疹誘發的原因，都會試著在診間一直拼命回想，到底是吃了什麼，才會讓他們全身過敏。其實，在發皮疹的前 24 小時吃到的東西，都有可能誘發蕁麻疹，會誘發過敏的東西，數量

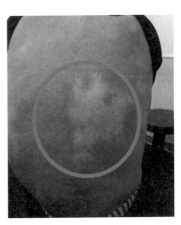

▲蕁麻疹會讓身體出現大塊紅色膨起的斑塊

不用多，一點點就足以引發全身過敏。當他們在診間百思不得其解，絞盡腦汁努力回想時，我都會這樣告訴患者：「別再花時間想破頭，說沒吃過這些東西了，你的過去我來不及參與，但是你的未來……請一定要跟我配合！」

　　飲食原則請一定要遵守，海鮮不能吃、堅果不能吃、泡麵不能吃、辛辣刺激食品不能吃！帶殼海鮮像是蝦子、螃蟹、蛤蠣；堅果類像是花生、

核桃、杏仁、巧克力，這些食品，很容易誘發蕁麻疹，所以即使以前吃了上述食品都不會過敏，但是在蕁麻疹發作的急性期，請務必忌口。

冬天到了，在寒冷的冬夜，來一鍋熱熱辣辣的的麻辣鍋，該有多麼享受啊！但是很抱歉，所有吃了會讓身子暖起來的溫補，像是麻油雞、薑母鴨、麻辣鍋、燒酒雞，在蕁麻疹發作的期間，也通通不能吃！這些溫補的食品，在料理過程加入大量的酒、薑，會讓血管擴張，因此讓過敏的物質釋放更多，造成蕁麻疹症狀惡化。

另一類很常被誤食的誘發因子，就是泡麵、罐頭，不論什麼口味的泡麵、肉燥罐頭、魚罐頭、海底雞，都請不要在蕁麻疹治療期間食用。除此之外，蝦米、小魚乾、花枝丸、黑輪，這些海鮮類的加工產品，也請忌口。

➕ 我不吃海鮮，怎麼還會過敏？

吃素的患者，雖然不會吃到帶殼海鮮，但是加工素料中常常添加的調味料、增香劑、防腐劑、穩定劑，其實也會讓蕁麻疹變得不好控制。所以吃素的患者，還是建議，吃新鮮的食材，少吃加工的素料。除此之外，素食者常喜歡醃漬青菜，或添加五穀粉、十穀粉、咖哩粉等，這些添加的堅果、穀類、香料，其實也有可能誘發蕁麻疹，所以，在蕁麻疹的急性期間，都建議避免食用。

「那我吃稀飯配醬瓜、豆腐乳，總可以吧？」

很多患者聽了上述不能吃的食品清單後，就會這樣發問。稀飯可以，醬瓜、豆腐乳、罐頭麵筋、肉鬆，請不要吃！發酵的食品像是豆醬、豆瓣醬、豆腐乳，還有醃漬的泡菜、不管辣不辣，都請不要吃！辣椒不管

剝不剝皮，也請不要吃！

連稀飯配醬瓜都不能吃，那到底可以吃什麼？其實可以吃的東西還是很多的。米飯、麵條、麵包都可以吃；肉類，不管是牛肉、豬肉、羊肉、雞肉，都可以；蔬菜水果類，只要是新鮮的都可以；豆腐、豆漿、牛奶、雞蛋，只要不曾有過對這些食物過敏的，都可以吃。

📁 不癢就可以停藥嗎？

患者在門診時，常常會問到：「不癢了就可以不要吃藥了嗎？」**蕁麻疹**是全身性的過敏，急性蕁麻疹大部分需要三天到五天規律服藥，所以並不是癢了再吃，而是固定的時間，乖乖且規律地把藥吃完。

口服藥以抗組織胺為主，有時視病情的需要，醫師會加入長效型抗組織胺、皮質酮等口服藥來穩定病情。如果患者因為個人因素，口服藥吃吃停停、不規律，這樣會讓體內過敏的物質濃度忽高忽低，反而讓蕁麻疹變得不好控制，進而延長治療期間。有時候醫師會一起開立外用的藥物，來緩解蕁麻疹的症狀，然而**蕁麻疹的治療，以口服藥為主，外用藥只是輔助的效果**。

蕁麻疹發作時，癢起來真的很難受，雖然我都會叮嚀患者：不要抓、不能抓、不准抓，抓了會讓血管擴張、皮膚發紅、蕁麻疹惡化，但是人非聖賢，誰能不抓？

口服藥最少需要三十分鐘才能吸收、見效，但是蕁麻疹突然發起來，是等不了三十分鐘的。這時候就需要外用藥的安慰輔助效果了，我通常會選用涼涼的藥膏，來迅速緩解皮膚表面熱、癢的症狀，讓患者在第一時間，有可以運用的工具，來抑制抓的衝動。

如果環境允許，在蕁麻疹突然癢起來時，請用**冷毛巾濕敷、冷敷，或是直接沖冷水**，來緩解皮膚的癢感，皮膚降溫之後，血管收縮，可以有效降低癢感，等待口服藥發揮藥效。

需要去驗過敏原嗎？

如果只是一次性的蕁麻疹發作，其實不需要抽過敏原，就像是如果你一年感冒一次，也不需要去抽血驗抵抗力一樣。再者，抽血驗過敏原，有一定的給付限制，通常是確定有過敏體質，或是 E 型球蛋白很高的患者，健保才會給付抽血驗過敏原。

臨床上常常遇到的情況，是患者自費去抽了過敏原，卻發現驗出來的結果，讓人很困擾。

困擾一　與實際情形不符，明明我吃蝦子不會過敏，結果卻說我對蝦子過敏，那到底我能不能吃？

困擾二　驗出來對塵蟎、蟑螂過敏指數很高，可是塵蟎、蟑螂幾乎無法消滅，那我該怎麼辦？

與其花錢讓自己困擾，請選用正確的方法來找尋過敏的原因，這世界上能夠最準確告訴你，到底吃什麼會過敏的人，其實只有你自己！可以試著做**飲食日誌**，仔細記錄一整天吃進肚子裡的東西，你會發現，原來一天之內，可以吃下這麼多卡路里！吃下肚裡的東西跟花掉的錢一樣，腦子裡記得住的好少！如果當天有某樣平常不常吃到的食物，而且吃完的二十四小時之內，蕁麻疹就發作，那麼恭喜你，找到一個真正會讓你過敏的東西了。只有在年紀很小的小小孩，或是很難自行觀察、記錄飲食日誌的患者，我才會建議，用抽血驗過敏原來當作日常飲食的指引。

難道要跟最愛的海鮮說掰掰嗎？

別擔心，得過蕁麻疹，並不表示這輩子都不能再吃海鮮了，在停藥一週後，如果都沒再發生蕁麻疹，就表示身體已經廓清了讓你過敏的東西了，這時候，可以試探性的吃一些新鮮的海鮮，如果沒事，飲食就可以恢復正常了。

但是，請不要在解禁的第一天，就大吃麻辣鍋煮生猛海鮮，外加生啤酒、花生米，過敏雖剛恢復，也不需要這樣大肆慶祝，還是要看每個人的實際狀況，循序漸進的讓飲食恢復正常。

另外，**蕁麻疹怕熱，所以發作期間，不要泡熱水澡、劇烈運動，身體一旦熱起來，就會開始發癢**；睡覺時保持室內溫度涼爽，**不要熱敷或蓋厚重的被子，規律服藥**，數天之後，大部分的急性蕁麻疹都可以完全緩解。

專科醫師的貼心叮嚀

蕁麻疹

- 是全身的過敏，常見的症狀是皮膚發生很癢的紅疹，24 小時內疹子會自己消失，時間到了又再次發作。

- 發作時，要注意飲食，海鮮、堅果、巧克力、辛辣食物、進補食品、大量酒精、泡麵罐頭、醃漬食品都請忌口不要吃。

- 另外，發作時可以沖冷水、冰敷冷敷，千萬不要大力搔抓。

- 急性蕁麻疹，不建議抽血驗過敏原，可以從做飲食日誌，來找出過敏原。

第 **36** 堂

異位性皮膚炎會好嗎？

異位性皮膚炎的發生原因，就像高血壓、糖尿病一樣，是多方面因素加總在一起的結果，其中最重要的原因有三個：基因、環境、免疫。

　　週一到週五的工作日當中，我最喜歡星期三。除了星期三可以早點回家之外，星期三，有個很特別的小患者會來，他的名字叫安安（化名）。安安是個活潑好動的 8 歲小男生，個性很開朗，講話有問有答之外，他最特別的地方，就在講著一口流利的台語。說也奇怪，聽這個年紀的小男生講國語很正常，講英語會驚訝一下子，講台語的反而有種奇妙的感覺，彷彿在跟我的阿母講話一樣，每次都讓我想跟他多聊幾句話。

　　除了這一口標準的台語之外，安安讓我印象深刻的，就是他的皮膚。安安是異位性皮膚炎的患者，除了典型的手肘彎、膝蓋窩有病灶之外，安安的臉上、大腿、背上，無一不是抓痕。

　　像安安這樣的孩子，不能只叫他乖乖吃藥、乖乖擦藥，也不能只叫他媽媽按時讓他服藥、幫他擦藥，更重要的，是讓孩子與家長，了解他們的皮膚特性，避開會惡化的因子，提供有效的預防措施，才能讓他們順利度過這段期間，讓安安的異位性皮膚炎，隨著年紀增長而

自然緩解。我的孩子，也跟安安一樣，臉上、軀幹、四肢，都有異位性皮膚炎，所以在跟他對話的同時，我不單是治療他的醫師，我也代表著焦慮的病童媽媽。

大概三個多月前，安安第一次來到我的門診。第一眼看到安安，他有著發紅的眼袋，合併粗糙、脫屑的表皮，不只臉上，肚子、大腿、小腿、前臂，都散布著大小不一的紅疹，有的明顯抓破皮，還卡著小血塊在上面，有的病灶除了表皮破損、粗糙之外，周遭的皮膚也呈現一大片紅腫。

➕ 我是皮膚科醫師，我用類固醇治療

我自己的孩子，異位性皮膚炎發作，也用類固醇緩解，而且我坦白的告訴安安的家長：「這治療用藥是類固醇！」儘管可以大大方方的告訴安安和他媽媽，外用的類固醇，是英國、美國的皮膚科醫學會、亞洲異位性皮膚炎會議、台灣皮膚科醫學會都取得共識的第一線治療，但是我知道，對一個焦慮的病童家長而言，他想聽的不是這個。

於是我這樣告訴安安的媽媽：「**外用的類固醇，能夠在短短幾天內，迅速改善安安身上的紅、癢、粗，至少讓安安晚上能安睡，不會半夜起來抓癢。然而類固醇只能快速的治療，卻無法預防疾病不再復發，要減少疾病復發的次數，必須先了解異位性皮膚炎的發生原因。要減少外用類固醇的用量與時間，一定要靠患者與家長共同努力。**」

我偷瞄了安安的媽媽一眼，還好，沒有露出嫌惡的表情（這是類固醇恐懼症的標準反應），看來應該可以繼續我的治療。我從抽屜裡拿出一張寫得滿滿的 A4 衛教單張，知其然還不夠，要知其所以然。

⊞ 提供皮膚屏障，減少後發

　　異位性皮膚炎的發生原因，就像高血壓、糖尿病一樣，是多方面因素加總在一起的結果，其中最重要的原因有三個：**基因、環境、免疫**。

　　基因，造成異位性皮膚炎的孩子，皮膚的屏障功能比一般人差，所以他們的皮膚，即使沒有病灶，也普遍比較乾。也因為皮膚屏障功能差，造成外來環境中的過敏原、病原菌，很容易就入侵皮膚，引發進一步的免疫反應，讓皮膚感覺癢，癢了之後搔抓的動作，更加破壞皮膚表皮屏障，不但讓更多過敏原、病原菌長驅直入，也加重了免疫反應。身體的免疫反應啟動了，表現在外就是紅、腫、脫皮。

　　對一個小男生而言，上面這段話，就像火星話一樣，無法得到任何正常的地球人反應，更別說要讓他了解如何預防復發。

　　於是我這樣問他：「你有沒有聽過三隻小豬的故事？」安安的眼睛突然聚焦了，他看著我說：「屋啊（有的台語）！」

　　「三隻小豬裡面，最堅固的房子是用什麼做的？」我這樣問他。

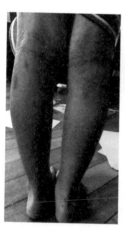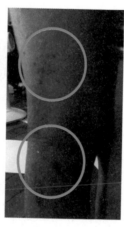

▲身體上不同部位散布著大小不一的紅疹或合併粗糙、脫屑的表皮

　　「曾阿（磚塊的台語）。」他想了一下，說出標準答案。

　　「對！用磚塊加水泥搭的房子，最堅固，不怕風吹也不怕雨林。」話題就此打住嗎？當然不是，重點在後面。

　　「人的皮膚，就像是保護房子的牆壁，要堅固的牆

壁，才可以抵抗風吹日曬。但是很可惜，你的皮膚蓋起來的房子，不是磚塊加水泥做的，你的房子，是木柴蓋的。」安安一臉不可置信的看著我，張大嘴巴想要辯解什麼。

「你想不想要讓你的房子堅固一點？」還沒等他辯解，我就這樣問他。

「嚇啊（好的台語）！」他點頭如搗蒜。

「很簡單喔，只要記得幫你的牆壁加水泥！」我一邊說，一邊拿起手邊的保濕劑，幫他擦在他的手臂上。「乳液就像水泥一樣，可以保護你的皮膚，所以你要記得擦乳液，而且一天要擦三次！」

外用的保濕劑，能夠短暫的提供一層屏障，抵抗外來環境的刺激物質，然而因為是外來補充的，流汗、沖水、衣物摩擦後，都會讓屏障減弱，所以一天要擦最少三次。我通常建議患者在洗完澡、睡覺前、出門前，各擦一次乳液。**對異位性皮膚炎來說，大範圍、大量且多次的保濕劑塗抹，才能提供皮膚屏障，達到減少疾病復發的作用。**

藥膏薄薄擦，保濕劑不能省

「藥膏記得薄薄擦，一點點放在粗粗的皮疹上，用手指均勻的抹開，輕輕的按摩到看不見白白的藥膏為止。假如你還看的到白白的藥膏浮在皮膚表面，那就表示你擦的藥膏量太多了！」永遠不要低估患者的想像力，單就擦藥這件事，就可以有五十種變化，所以，在門診時，清楚的衛教擦藥的方法，絕對必要！

保濕劑則是在洗完澡全身擦，睡覺前、出門前、在容易發作的部位，再補充一次。保濕劑的質與量同樣重要，不同質地的保濕劑，或許需要的量可以有所增減，然而，簡單好記的方法是：擠出食指指甲長的量，

均勻抹在一到兩個巴掌大的皮膚上。

異位性皮膚炎的皮膚，並不是只有會癢的地方要擦乳液，他們的皮膚，就像乾涸的田一樣，需要大面積、均勻且足量的滋養，才能有效減少經皮膚流失的水分，重建皮膚屏障。

保濕劑的選擇也關係重大，根據油與水比例不同，**保濕劑可以分為三種質地：乳液（Lotion）、面霜（Cream）、油膏（Ointment or balm）**，三者之中，乳液含油量最少，面霜次之，油膏最多。異位性皮膚炎的孩童，我通常會建議使用油膏狀的保濕劑，潤澤度、保護力都最持久。如果保濕劑裡有添加經實證醫學證實療效的功能性成分，也可以試試。然而保濕劑放在櫃子上不會有效，要擦在身上，而且每天擦，才會有效，這點也是一定要在門診提醒患者的。**勤擦保濕劑，才能減少類固醇的使用量。**

➕ 癢該怎麼處理？

像安安這樣好動的小男生，下課時間幾乎都在跑跑跳跳中度過，夏天特別長，又濕又熱的氣候，很難不流汗。等到上課鐘聲響了，孩子才會急急忙忙地坐回教室，老師開始上課了，汗開始一滴一滴地冒出來，皮膚就跟著癢了。

汗水，就是異位性皮膚炎的天敵！汗水裡面的刺激物，在汗水乾掉之後，附著在皮膚表面，造成癢、刺的感覺，癢會誘發搔抓，抓癢之後，皮膚血管擴張，血液釋放更多過敏物質到真皮層，引發更大的癢感與發炎反應。

「安安，我跟你說，汗水是你皮膚的敵人，所以你要把它沖掉！」聽到敵人兩個字，安安不由自主地笑出來。

「中午吃飽飯、上完體育課，都要用冷水沖洗一下手肘、膝蓋。只要流汗了，就用清水稍微沖洗一下皮膚，之後用毛巾或衛生紙擦乾。記住，要在進教室前去洗手，才不會老師在台上一直講，你在台下一直抓癢。」對小孩子而言，明確的指令很重要，時間、地點、動作都要有效輸入才行。

那上課上到一半，真的很癢怎麼辦？我會請媽媽幫他準備分裝的保濕劑，帶去學校，癢了就擦，保濕劑光是局部可以提供降溫、保護的功用，通常就能稍微緩解局部的癢，至少讓他能用擦保濕劑這個動作，來取代想抓的衝動。

臺灣的悶熱氣候，在夏天的中午時分，室內氣溫都超過 30 度，連大人都無法承受這種悶熱潮濕，何況皮膚特別嬌貴的異位性皮膚呢？台灣的小學，普遍沒有空調設備，如何讓異位性皮膚炎的孩子安然度過夏天，需要家長、老師、學校的大力配合。

✚ 異位性皮膚炎會好嗎？

安安在診間蹦蹦跳跳，媽媽一臉憂心的問我：「像安安這樣的孩子，是不是要一直吃藥擦藥下去，他的皮膚，會好嗎？」

「會！」我很肯定的這樣告訴媽媽。

根據統計，在嬰兒時期就有異位性皮膚炎的孩子，其中一半在 5 歲時疾病就會緩解，80% 的孩子，在青春期自己會好。

另有針對 2 歲以前有異位性皮膚炎的孩子做追蹤，發現當他們到 7 歲時，有接近一半的比例（43%）會完全緩解；有 38% 他們的皮膚炎是

間歇發作，就是有時候有，有時候沒有；只有 19% 的孩子，他們的皮膚炎是每年都會發作，持續存在。

總體而言，三成到四成的異位性皮膚炎孩童，他們的皮膚，自己會好。就算沒好的孩子，他們的皮膚症狀在青春期的時候，都會大幅減輕，只有 10% 的孩子，會持續有嚴重的異位性皮膚炎。

➕ 重建皮膚屏障，自行痊癒機率高

對患者來說，他們常會問：「我是會好的那一半，還是不會好的那一半？」要回答這個問題之前，要先名詞解釋一下何謂「危險因子（Risk factor）」。在評估一個疾病會不會發作時，醫生會評估很多可能的致病因素，再利用大規模的統計方法，去計算這些因素會導致疾病發生的機率為多少，如果符合統計上的意義，就會把這因素，稱之為疾病的危險因子。

為什麼不說致病原因，卻要說危險因子呢？如果一個事件，因果非常明顯，而且可以在動物實驗上得到驗證，我們說，這是致病原因。然而，如果有一個事件，因果不是百分之百相連，但是卻有可能相關，我們說這是危險因子。

舉個例子來說，常常聽到人家說：「抽菸會得肺癌。」但是一定會有人反駁說：「我抽了幾十年了都沒事，某某人不抽菸，卻得了肺癌。」

這就是因為，抽菸是一項得到肺癌的危險因子，卻不是絕對的致病原因。西醫的優點就在於：有幾分證據，說幾分話。對於所有治療可能帶來的不良反應，忠實紀錄、誠實報告，對於疾病的探索，也是用危險因子的強度，來評估可能罹病的風險。

異位性皮膚炎會不會好，到底什麼樣的人會好，什麼樣的人一直會有，這個問題也困擾著過敏專家及醫師，於是，他們開始針對有異位性皮膚炎的小嬰兒，做大規模、長時間的追蹤，結論如下：

嬰兒時期（2 歲以前就有）有異位性皮膚炎的孩子，讓疾病持續存在的危險因子有五個：**症狀嚴重、合併對食物（特別是小麥、黃豆）過敏、血中 E 型免疫球蛋白總數高（IgE）、超過兩位家族成員有異位性皮膚炎、合併氣喘發生。**

其中最強的危險因子，就是皮膚炎的嚴重度。換句話說，如果孩子的皮膚，一直都很癢，一直都在抓，而且病灶範圍大，如果有這個情形的話，這位孩子異位性皮膚炎持續存在的比例較高。

根據基因的分析，發現同時合併有氣喘、異位性皮膚炎的孩子，他們體內的 E 型免疫球蛋白總數高、嗜伊紅性白血球（Eosinophil）也較高，這些孩子，異位性皮膚炎能自己好的比例，會比較低，大約是 34%。

不過總體來看，異位性皮膚炎是一個大多數患者，隨著年齡增加，症狀會自行減輕，甚至自行痊癒的疾病。

雖然如此，我們並不是什麼都不做，傻傻的等到孩子 7 歲生日或是青春期降臨的那天，期待疾病會被仙女的魔杖一揮，就此消失。我們可以做的，就是**積極保濕，重建皮膚屏障，避免惡化因子。**

🔳 關於類固醇

最後我想聊一下類固醇。世界上最常遇到類固醇濫用引發皮膚病變的人，是皮膚科醫師，因此我們也最清楚類固醇濫用會發生的皮膚變化，正因為知道類固醇好用，病人一用就會愛上它，所以，我們比患者，更

想早點拿掉類固醇的治療！醫學上有一種病，教科書上沒有寫，期刊不會報導，可是當醫師的幾乎都遇過這類患者：類固醇恐懼症！類固醇，臨床上的運用範圍很廣，皮膚發炎、水皰病、氣喘、自體免疫、腎臟衰竭、癌症接受的化療、過敏性休克、甚至敗血性休克，都可能用到類固醇。

　　人體本身，就會分泌類固醇，而且還不止分泌一種，所以一聽到類固醇，就認為是毒蛇猛獸，萬萬不得使用，這個觀念絕對是錯誤的！每種藥物都有它的優點與缺點，知道何時可以使用、何時需要停用，才是藥物發明給人類使用的真義。想要拿掉類固醇之前，需要先教會患者辨認皮膚的病灶。什麼情況下可以用類固醇、可以用幾天、用到什麼程度時須換藥、用到什麼情形即停止，這些都需要面對面，指著病灶，教會患者與家長。一旦患者建立好塗抹保濕劑的正確習慣，同時清楚用藥規範，外用類固醇的量就能有效的減少，才能避免類固醇濫用造成的不良反應。

專科醫師的貼心叮嚀

異位性皮膚炎

- 發生原因有基因、環境、免疫三大方面。

- 嬰兒時期就有異位性皮膚炎的孩子，其中一半在 5 歲時疾病就會緩解，80%的孩子，在青春期自己會好。

- 擦藥要像蜻蜓點水，一點點藥膏均勻抹開，保濕劑要像灌溉農田，一天多次大面積擦保濕劑；選擇油膏劑型的保濕劑，潤澤度、保護力都最持久。

- 汗水勿停留在皮膚表面，癢就沖冷水、擦乳液，減少搔抓。

第 37 堂

異位性皮膚炎的食衣住行

想要讓皮膚乖乖的，不要動不動發癢，除了積極保濕之外，在日常生活當中，如何趨吉避凶呢？讓我們從食、衣、住、行四個方面來進行。

➕ 單純異位性皮膚炎不需忌口

很多家長們都會擔心飲食中的過敏物質，會誘發異位性皮膚炎，其實異位性皮膚炎與食物過敏，是有點黏又不會太黏的曖昧關係。

首先我們要先名詞解釋，釐清爭議。常見食物引發的反應，可以分成三種：**食物耐受性不良（Food intolerance）、食物過敏（Food allergy）、以及食物過度敏感（Food hypersensitivity）**。食物耐受性不良，與免疫反應無關，常見的像是喝牛奶會拉肚子，這是乳糖耐受性不良。食物耐受性不良，不認為是食物過敏，與異位性皮膚炎沒有關聯。

很容易混淆的就是食物過敏，與食物過度敏感。嬰兒食物過敏，指的是因為食物而引發的立即性反應，通常在吃到誘發的食物兩小時內，就會有類似蕁麻疹（參見第 188 頁）的症狀，像是皮膚起了

一塊一塊浮起來的紅色皮疹，過了幾小時後又自行消失。食物過度敏感，則不一定要有食物過敏的經驗，而是抽血得出體內有針對某種食物產生的免疫反應，也就是常聽到的，抽血驗出過敏原。

聽到這裡，應該已經很困惑了，其實，異位性皮膚炎、食物過敏、食物過度敏感，他們三者之間的曖昧關係、錯綜複雜的糾葛，真的也讓科學家、醫師們剪不斷、理還亂，沒關係，我們直接看結論。

在所有異位性皮膚炎的孩童中，85％的孩子，沒有食物過敏；在中度或重度異位性皮膚炎的孩童中，只有三分之一，合併有食物過敏。一般認為，年齡三個月以前就發生的異位性皮膚炎，合併食物過敏的比例才會比較高。所以單純針對異位性皮膚炎，飲食不需要特別禁忌，也沒有飲食的建議通則。

這裡提到的沒有特別禁忌，是指針對單一種類的「食物」（例如牛奶、雞蛋）沒有禁忌，不代表對所有的添加物、調味料、防腐劑、增稠劑、人工香料、人工色素也可以百無禁忌。**吃食物，不吃來源不明的加工食品**，不只是對異位性皮膚炎的孩子很重要，對生長發育期的孩子而言，替他們選擇健康新鮮的食物，減少攝入人工添加物，這是放諸四海皆準的道理。

➕ 何時需要考慮食物過敏？

單純只有異位性皮膚炎，是不需要抽血驗過敏原的；只有在下列兩種情況，需要積極找出食物與異膚的關聯性：

1. 寶寶曾有立即性的食物過敏現象。

2. 在接受治療下，仍然一直不好控制的中重度異位性皮膚炎。

在有上述這兩種情況發生時，我們才會建議寶寶做進一步的檢查來釐清食物與皮膚惡化之間的關聯，可以做的檢查有：抽血驗 IgE、抽血驗特異性過敏原免疫檢驗（CAP、MAST）、做過敏原挑膚測試（Skin prick test），或是異位性皮膚炎貼膚測試（Atopy patch test）。

然而，要確認到底某樣食物會不會惡化異位性皮膚炎，上述的抽血、測驗，只是其中一個參考，真正的黃金準則是**食物挑戰測試**（Oral Food Challenge），就是讓寶寶再吃一次可疑的食物，看看是否會再次誘發異位性皮膚炎。然而這個測試，必須在醫療人員的監督與陪同之下進行。

事實上，要確認異位性皮膚炎與食物之間的關聯，往往需要四週到八週的食物控制、症狀監控，同時配合醫師觀察臨床病灶，才能真正確定診斷。值得慶幸的是，真正合併食物過敏的孩子，在 1 歲以後，食物過敏的比例也會大幅減輕。

確診有食物過敏的異位性皮膚炎孩子中，超過九成，會對牛奶、雞蛋、小麥、黃豆、堅果、魚類過敏，然而這些食物，都是日常飲食中，幾乎天天吃、餐餐吃的食物，所以，醫師們對食物過敏的孩子，總是格外謹慎，沒有十足的把握，並不會輕易的要孩子避開這些食物，怕的就是過度的限制飲食，反而阻礙了孩子的生長發育。

衣物選擇，把握重點要領

除非衣服非常的骯髒，不然貼身的衣物，**請用少量的洗衣乳清潔，大量的清水沖洗**，為的就是**減少清潔劑的殘留**；同樣的道理，洗衣粉比較容易產生溶解不均勻的現象，所以使用洗衣乳優於使用洗衣粉。

我們家的孩子，脫衣服時是「原型呈現」，也就是怎麼穿在身上，

就會相反順序的脫在地上，常見的組合就是：內褲包長褲、衛生衣包外出衣，當媽媽的，在洗衣服時，要記得一件一件讓它們自由，同時要注意，領口、褲管、襪子，須攤平再洗，不要有反摺，一樣是避免清潔劑殘留在衣物反摺處。

異位性皮膚炎的孩子，衣物盡量選擇純棉的質料，純棉材質的衣料，吸汗就會濕，濕了就請換掉。近年來很流行機能性的衣物，像是排汗衣，雖然穿起來透氣涼爽，但是排汗衣通常不吸汗，所以汗水是在身上乾掉，於是汗水裡面的刺激物質，大部分都留在皮膚上，一整天下來，雖然感覺不黏不膩，但是刺激的汗水，一樣會造成異位性皮膚的負擔。

毛料、刷毛、緊身、貼身的衣物，因為有纖維摩擦而刺激皮膚，也不適合異位性皮膚炎的孩子穿著；同樣的道理，有些孩子的衣服，有大塊的圖案裝飾，這些圖案，有些是膠狀物黏在衣服上、有些則是緊密的線繡在衣服上。膠狀物容易悶熱，減少布料吸汗的程度；線繡的衣物會有凹凸不平的表面，這些都會引起皮膚的摩擦與刺激。解決的方法是，在接觸到皮膚的衣物內層，再固定一塊薄薄的軟綿布，減少裝飾物對皮膚的刺激，或者選擇素面的衣物，搭配得宜，穿起來也會很有型喔。

居家環境，三機一器

除了必備的洗衣機、電話機、電視機之外，**異位性皮膚炎的特殊需求是冷氣機、除濕機、空氣清淨機、吸塵器。**

異位性皮膚炎因為皮膚屏障不良，所以怕熱也怕冷，怕濕也怕乾。這時候，夏天開冷氣、冬天開除濕，就顯得很重要了，如果可以維持室內相對濕度在 40～50%，是舒爽合適的濕度。

近年來，中台灣、南台灣的冬天，總是籠罩著嚴重的空氣汙染，空氣汙染已經証實會讓濕疹惡化，也會誘發濕疹發生，所以只要看到今天 PM2.5 的指數又爆表，就請避免戶外運動，待在室內，門窗緊閉，打開空氣清淨機，過濾空氣中的有毒懸浮微粒，這對預防異位性皮膚炎復發，防止鼻子、眼睛過敏，也會有幫助。

不過，家中如果有熱水器使用天然氣當燃料，更要留意熱水器的擺放位置，務必在通風良好的室外，否則，室內門窗緊閉，天然氣不完全燃燒，會釋放出有生命危險的一氧化碳。

居家打掃，請用濕抹布或是不會讓灰塵四處噴的吸塵器。打掃的當下，盡量別讓異位性皮膚炎的孩子待在同一個房間內，減少揚起的灰塵，對他們皮膚及呼吸道的刺激。塵蟎對異位性皮膚炎、氣喘，是一大威脅，所以孩子臥室內不擺放絨毛玩具、不放盆栽減少黴菌、不放厚重布窗簾，都是減少塵蟎的好方法。寢具一週一次，用水溫高於 60 度的熱水洗滌，也能有效殺死塵蟎。

媽媽為了一家人的健康整潔，已經夠辛苦了，異位性皮膚炎孩子的媽媽更是辛苦，為著孩子的皮膚，真的會讓這些媽媽一刻都不得閒啊！

✚ 改善壓力、確實防曬，改善困擾

異位性皮膚炎會惡化的另一項看不見的原因，是**壓力**。情緒的壓力、課業的壓力、期待的壓力，有的孩子，在壓力下就會不自主地搔抓皮膚，也會讓異位性皮膚炎跟著惡化。所以假日帶孩子出外走走，看看山、看看海，不只對舒緩緊張的情緒有幫忙，也會增進親子間的交流。

出外走走時，需要注意什麼呢？如果可以的話，自行開車或是搭乘大眾運輸工具，因為有空調，是比較合適的選擇。假如真的要騎自行車、或是騎機車出門，請記得戴帽子、口罩，可以防曬、避風、防塵，有效減少環境中的刺激物質對皮膚的影響。

外出時，不只塗抹防曬乳預防曬傷，物理性的防曬，對這些嬌嫩的皮膚，更是重要。什麼是物理性的防曬呢？就是可以直接遮擋陽光的東西，像帽子、陽傘、薄長袖，可以減少陽光對皮膚的刺激。一旦流汗，就請用乾淨的清水稍微沖洗，再補上保濕乳或是防曬乳。

只要多加注意，就可以改善異位性皮膚炎的困擾。

專科醫師的貼心叮嚀

異位性皮膚炎

- 所有的孩童中，85%的孩子沒有食物過敏；在中度或重度異位性皮膚炎的孩童中，只有三分之一，合併有食物過敏。因此，曾經有食物過敏經驗或是很難控制的中重度異位性皮膚炎，才會建議抽血檢查食物過敏原。

- 衣物選擇純棉、素色，少穿排汗衣等機能型衣服。汗濕就換衣服；洗衣服用少量洗衣乳、大量清水洗滌。有些衣服內層會引起皮膚的摩擦與刺激，解決方法是在接觸到皮膚的衣物內層，再固定一塊薄薄的軟綿布，減少裝飾物對皮膚的刺激。

- 居住環境的特殊需求是冷氣機、除濕機、空氣清淨機、吸塵器。異位性皮膚炎因為皮膚屏障不良，所以怕熱也怕冷，怕濕也怕乾。夏天開冷氣、冬天開除濕，維持室內相對濕度在40～50%，是舒爽合適的濕度。

- 外出注意防曬，避免陽光直射、一直流汗的環境。一旦流汗，就請用乾淨的清水稍微沖洗，再補上保濕乳或是防曬乳。

第 38 堂

濕疹與異位性皮膚炎
日常照顧小撇步

濕疹與異位性皮膚炎，都是很容易發癢、常常反覆發作的皮膚疾病，除了規律治療、勤擦乳液外，日常生活有很多可以留意的地方，都可以讓這些容易癢的皮膚乖一點，一起來看看這些小撇步吧！

➕ 夜間抓癢該怎麼辦？

晚上睡覺，蓋了棉被體溫升高，濕疹跟異位性皮膚炎就容易發癢，加上半夢半醒之間，沒有清醒的意識提醒自己不要抓，因此，**夜間抓癢**一直是異位性皮膚炎很讓人頭痛的一大問題。

要解決夜間抓癢，最重要的是要先把皮膚病灶控制好，因此，積極的處理還沒好的皮膚病灶，讓皮膚不再發炎，才能讓搔癢明顯改善。可是皮膚還沒好時，真的就很癢，不論大人小孩，都很容易抓啊，這時該怎麼辦呢？

小朋友的寢室，盡量不要擺放雜物，不要有盆栽、寵物、厚重窗簾、絨毛玩具等。小小孩如果真的需要一隻要抱著才能入眠的絨毛玩具，可以**在白天把一隻他最愛的絨毛玩具放到冷凍庫裡八小**

時，晚上再出來陪孩子睡覺，記住，只要一隻就好，不能很多隻。

睡覺的時候，室內溫度要低，最好能夠開冷氣，冷氣能在夏天降溫，也能在冬天門窗緊閉時對抗空汙。另外，我常常教爸媽，在孩子床邊擺放一條濕毛巾，濕毛巾在冷氣房裡，會冰冰涼涼的，在大人跟小孩都半夢半醒的時候，隨手一抓就可以貼在孩子抓癢的部位，不用把孩子挖起來沖冷水，而濕毛巾一下子讓皮膚降溫，可以快速壓抑癢的感覺，如果大人還清醒著，可以在降溫之後，再補擦乳液。

乳液在白天，也可以存放在冰箱冷藏，夜裡拿出來擦，還保有一點冰涼的感覺，也可以讓局部降溫、止癢。

如果在醫師的指示下，適合做**濕敷療法**的患者，睡前濕敷，也是一個止癢、避免搔抓的好方法，但是濕敷的內容，還是要在醫師指示下施行，比較適合。

➕ 可以游泳嗎？

台灣的中、小學，普遍沒有室內的大型體育館，所以體育課都是在戶外上，夏天陽光直射、汗水直流，冬天空氣汙染，都會讓濕疹的皮膚惡化，因此，在室內游泳反而是我比較推薦的體育活動。

然而，抓傷很嚴重、皮膚多處有傷口的濕疹，不適合游泳，控制得宜的濕疹，在醫師評估過皮膚狀況後，確實可以游泳，只是務必記得，在**進游泳池前、游完泳沖完澡後，都需要擦乳液**。

在打包游泳用品時，記得把常用的乳液，也分裝成小包裝，放到游泳包包裡，下水前、沖完澡就可以立刻補擦。

➕ 可以泡澡嗎？

濕疹的皮膚，可以泡澡嗎？多久可以泡一次？需不需要添加泡澡粉或是沐浴油？其實，在控制得宜，沒有多處傷口的情形時，可以泡澡，也可以游泳，泡澡讓皮膚泡在乾淨的溫水中，可以短暫提升表皮含水量，但是泡澡的水溫不宜太高，時間不要太長，一起來之後就用毛巾把身體按乾，補擦乳液。

泡澡的時候添加的沐浴用品，對異位性皮膚炎有沒有幫助呢？經過多年來的研究分析，泡澡時添加沐浴油、或是其他功能性產品，對異位性皮膚炎的幫忙不大，這其中唯一的例外，是添加漂白水。

什麼？有沒有聽錯？泡澡添加漂白水？沒錯！**適當稀釋的漂白水**，添加在浴缸當中，確實可以讓表皮流湯流水的濕疹皮膚，達到殺菌、收斂、止癢的效果，但是要添加多少漂白水？要用什麼比例稀釋？什麼情況可以泡漂白水，這些具體的問題，都必須請教您的皮膚科醫師，在醫師的建議下施行，搭配藥物治療，才能讓漂白水泡浴發揮最大功效。

➕ 是否有推薦的洗衣粉或洗衣乳？

有沒有比較推薦的洗衣粉或洗衣乳？純植物的、有機的、自己做的，會不會比較好？根據目前的報告指出，使用哪個牌子的洗衣乳或是洗衣粉，是不是有機的，是不是自己做的，對濕疹或是異位性皮膚炎的皮膚狀況，都沒有明顯的差異。

值得小心的是，洗衣乳、洗衣粉不能殘留在衣物上，這些清潔劑，

由於洗淨力強，對濕疹或是異位性皮膚炎的皮膚來說，都是刺激物，所以重點應該是**把清潔劑徹底清洗乾淨**，而不是選用那個牌子的清潔劑。

➕ 吃益生菌等保養品有效嗎？

益生菌、益菌生的功用，主要在調整腸道菌種，試圖藉此來改善患者的免疫反應，然而在經過幾年來、多方發表的論文統合分析之後，發現益生菌、益菌生，並無法改善異位性皮膚炎的症狀以及嚴重度。

其他的保健食品，像富含 n-3 不飽和脂肪酸的魚油、富含次亞麻油酸的月見草油、琉璃苣油，經過設計嚴謹的實驗，比照對照組的情形下，並無法提供令人信服的證據，證實對濕疹及異位性皮膚炎的療效。

➕ 防塵蟎寢具有用嗎？

塵蟎是造成過敏性鼻炎、氣喘的誘發因子之一，很多異位性皮膚炎的患者，也同時存在對塵蟎過敏，**使用防塵蟎寢具**，確實可以減少塵蟎含量。

但是市售的防塵蟎寢具，普遍價格偏高，也需要定期更換，才能讓防蟎效果持續，因此醫師們對於是否一律更換成防蟎寢具，也比較審慎。

如果今天患者確定對塵蟎過敏，而且皮膚狀況始終控制不好，或者合併有過敏性鼻炎、氣喘的患者，可以試試換成防蟎寢具，包含枕頭、床包、被套、床墊等等。

　　其餘的居家防蟎方法，可以一週一次，用超過六十度的熱水泡過床單、枕套，超過十分鐘，也可以讓塵蟎量減少；或者在清洗床單、被套、枕套前，先用熨斗徹底燙過，也可以讓塵蟎死掉、不再附著在布料上；另外還要注意，寢室不使用地毯、厚重窗簾、絨毛玩具等等會讓塵蟎孳生的物品。

專科醫師的貼心叮嚀

濕疹&異位性皮膚炎日常保健

- 改善夜間抓癢可以開冷氣，在床邊擺放一條濕毛巾，開始感到癢時，把濕毛巾貼在會癢的部位，讓皮膚降溫，可以快速壓抑癢的感覺，然後補擦乳液；乳液白天可以存放在冰箱冷藏，夜裡拿出來擦，可以讓局部降溫、止癢。

- 身體沒有多處傷口的濕疹患者，可以游泳，也可以泡澡。把常用的乳液分裝成小包裝，下水前、沖完澡，立刻補擦乳液。

- 泡澡時不需要添加沐浴油、或是其他功能性產品，可以添加漂白水，但是濃度與頻率需要經由醫師指示。

- 洗衣乳或是洗衣粉的品牌與種類，對濕疹或是異位性皮膚炎，沒有明顯的差異，重點是把清潔劑徹底清洗乾淨。

- 有過敏性鼻炎、氣喘、對塵蟎過敏，而且皮膚狀況始終控制不好的患者，可以更換成防蟎寢具，包含枕頭、床包、被套、床墊等。

會傳染的疥瘡

疥瘡是一種皮膚傳染病，很容易團體感染，需小心治療，消毒工作也不得馬虎。

➕ 疥瘡會感染需小心治療

一位剛生產完的年輕媽媽，產前就開始有皮膚癢的症狀，起初當成是妊娠皮膚炎，以為生完小孩就會改善，怎知產後皮疹越來越多，甚至還出現了大顆的劇癢丘疹。

仔細檢查年輕媽媽的手指、手腕，看到典型的**疥瘡隧道**，當下我就倒抽一口冷氣，當時真的是一股寒意上心頭，因為媽媽感染了，北鼻會被傳染的機會也很高，更可怕的是，媽媽剛生產，所以產房、待產室、月子中心，都有可能是媽媽被傳染的來源，也有可能因此讓機構內從業人員、同住病房的產婦、媽媽們爆發院內感染。年輕媽媽仔細回想後，發現感染源應該是住在安養機構的外婆，在生產前不定期去探訪外婆之後被傳染。

團體生活的機構是疥瘡大本營

有一天門診，安養院的司機載來一位婆婆，婆婆的頭呈現很多白色角化的顆粒，連耳殼內也有類似的病灶。這種病灶，其實第一眼的鑑別診斷中，並不會浮現**疥瘡**這個診斷。這位安養院婆婆的皮膚病灶，恐怕很容易讓皮膚科醫師喪失戒心而誤診，然而，大部分頭皮發癢、合併脫屑的皮疹，並不是疥瘡，所以請各位朋友們別擔心。

典型的疥瘡，是很顧患者的面子，就算身體再癢，也不會發作在頭上或臉上這些遮蓋不了的地方，只有在抵抗力較差的老人、嬰兒身上，疥蟲才會跑到頭上。然而婆婆長期住在安養院，基於皮膚科醫師的本能，我冒著被傳染的風險，**翻**起婆婆厚重的衣物，檢查她的手腕、肚臍、腋下等等典型部位，除了手腕有零星幾個紅點之外，其他部位的皮疹並不明顯。

我拿起刀片、載玻片，刮下一些婆婆頭上的皮屑，放到顯微鏡下觀察。果然，被我刮了一半的蟲，外加好幾顆蟲卵，疥瘡感染確診！

安養院有一位住民感染疥瘡，整間機構就會人仰馬**翻**，不論是機構的住民、照顧住民的從業人員、連送飯的廚工、幫忙運送病人的司機、協助**翻**身、沐浴的清潔人員，通通都有機會被傳染到疥瘡，也都要接受治療。沒有皮疹的，可以預防性的用藥，已經有症狀的，就要徹底進行治療及居家環境消毒。

還記得以前在醫學中心時，只要有一床患者診斷出疥瘡，就會聽到護理站大聲的哀嚎：「死～～～嘎～～～比～～～」這不是空穴來風的胡亂呻吟，而是疥瘡的英文 Scabies 的中文哀嚎版本。這個「死嘎比」的名號，連醫院的看護、幫忙整理環境的阿姨、甚至連送病人來的司機，通通都知道！

📇 做好消毒，疥瘡並不可怕！

可以殺死疥蟲的外用藥，有效的很多，在全身塗抹後，就能把大部分的疥蟲殺死，麻煩的是同一時間，家中所有的衣物、枕套、床單、毛巾，通通都要用熱水泡過，**溫度超過 60 度**，**時間超過 10 分鐘，可以殺死疥蟲**。不能洗的衣物像鞋子、帽子，可以用塑膠袋包好，放在乾熱的環境，能夠曬的就拿去曬，兩週後再拿出來使用。

家中的環境，像是床墊，可以用大塑膠布封起來，上面再套上更換過後的床單，沙發、地板，可以用稀釋的漂白水噴過或拖過，從治療的第一天開始，一直持續到一週後第二次用藥結束為止。

冬衣厚重，更別提還有厚重的棉被、床單、毯子等保暖寢具，每一件都要處理。連自己家的環境消毒想起來都讓人全身無力了，何況大型機構？不過前面提到的媽媽得知自己感染疥瘡之後，就立刻打電話去生產的醫院及月子中心告知，讓對方能在第一時間內，啟動應變措施，把傷害減到最少。

家中的成員，同一時間也需一併治療，由於疥瘡感染有潛伏期，潛伏期長達兩週至四週，所以就算沒有皮疹、沒有症狀的同住家人，也要接受預防性治療。已經有皮疹的家人，就需要接受正規的疥瘡治療，全身擦藥，連續兩天，休息七天後，再擦一次藥。

冬天因為環境的溫度、濕度，確實是疥蟲適合生長的氣候，過年後的疥瘡潮湧現，不得不小心！家中如果有人住安養院、護理之家、學校球隊、監獄等等人多密集的場所，前去探望他們時，可以先留意一下，他們身上，或是同住的其他團隊成員，有沒有很癢的小疹子，如果有，請及早帶去看皮膚科醫師，確認是否為疥瘡感染。

　　探望被疥瘡感染的家人時，可以準備一件長袖外套前後反穿，讓拉鍊開口在背部，盡量讓身體接觸到患者的部位，都包在外套裡面；手上請戴塑膠或橡膠手套。探望結束時，用塑膠袋把這件外套包起來，回家後用超過 60 度的熱水浸泡超過 10 分鐘後再洗，或是包在塑膠袋內不要取出，把衣服連同塑膠袋放在乾熱環境下，兩週後再穿。早一點做好防治疥瘡的準備，避免在無意間就被傳染了疥瘡，甚至把疥瘡帶回家，再傳給其他家中成員。

專科醫師的貼心叮嚀

疥瘡

- 是一種人傳人的皮膚疾病，家中一旦有人感染，其它成員都需要一起接受治療。

- 團體生活的族群像是安養院、軍隊、球隊、監獄等，很容易集體感染疥瘡。

- 家中環境也需要一起處理，衣物、床單、枕套、毛巾等用熱水消毒，環境用稀釋漂白水消毒。

- 不能用熱水洗的物品，可用塑膠袋包封，放到乾熱的環境下，兩週後再使用，床墊可以用大塑膠布封住，兩週後再拆除。

第40堂

冬天癢不停的冬季癢

有一種癢，只要天氣乾冷，就會開始出現，明明看起來皮膚沒怎樣，卻莫名其妙的癢起來；用手抓、用熱水燙，雖然很過癮，卻會越來越癢。去看皮膚科醫生，醫生會跟你說，這個光擦藥不會好。這種癢，叫做冬季癢！

冬季癢是因為皮膚太乾燥引起的，冬天天氣乾冷，小腿皮膚含水量本來就比較低，加上天氣的關係，讓皮膚更乾燥，乾燥誘發癢感，抓了之後皮膚破損更厲害、水分散失更多、引發更厲害的發炎，這就是冬季癢的惡性循環。隨著年齡增加，老年人是最常有冬季癢的族群，除此之外，異位性皮膚炎、濕疹、慢性腎臟病、正在接受透析的患者、甲狀腺低下、正在接受標靶治療（EGFR-TKI）的患者，都是容易罹患冬季癢的人。

冬季癢好發在小腿，嚴重的冬季癢會看到紅色粗糙的皮疹，合併網狀脫屑。（如左圖）

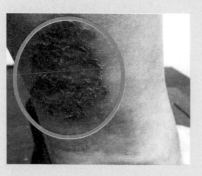

冬季癢的治療，重要的不是擦藥，更不是吃藥，而是**勤擦保濕劑**。外用保濕劑，除了能加強皮膚屏障、減少經皮水分散失，還能有效降低癢感。

📁 保濕劑到底是要保水還是保油？

　　常常聽到賣保濕劑、保養品的廣告，有的標榜它們的產品吸水程度有多好，一公克的產品可以吸收一百倍的水；有的產品則是聲稱內含的油有多珍貴，萃取來自遠在天邊的嬌貴果實，或是提煉自千山萬水之外的珍奇動物，到底保濕劑，是要保水好，還是要保油好呢？

　　要回答這個問題之前，我們要先了解一下皮膚生理，人體的細胞，70％都是水，人體的皮膚也不例外，皮膚細胞需要大量的水，才能讓生理機能正常運轉。想要皮膚保濕，要保水才有用，那為什麼保濕產品都要強調它們的油呢？

📁 人類的皮膚保濕需要水也需要油

　　如果富含水分的皮膚直接曝露在環境中沒有任何保護，就像在桌上滴上一滴水一樣，一下子就乾掉，皮膚細胞也就跟著死了，因此，為了適應陸地上的陽光、空氣，人類的皮膚還有最外一層，我們稱為**角質層，肩負起保護皮膚細胞的功用。**

　　角質層是由兩個成分組成的：一個是角質細胞，一個是細胞間脂質；我們可以把角質細胞想成是是磚塊、細胞間脂質想成是水泥。像水泥的細胞間脂質，是一層富含油脂的保護膜，擦在皮膚上的油脂，如果能夠相容於細胞間脂質，就可以提供角質層保護皮膚的功用，進而讓皮膚保濕。所以很多保濕產品、保養品，都強調它們產品內的油脂成分，就是這個道理。

🔳 冬季癢要怎麼保濕？

在回答這個問題之錢，我們先來了解一下保濕劑的分類，市售的保濕劑，按照劑型以及油脂和水的比例，可以分成乳液、乳霜、以及油膏三種質地，**乳液偏清爽，乳霜較潤滑，油膏則密封性佳。**冬季癢因為皮膚缺水也缺油，**所以選擇油脂含量高的乳霜或油膏，保濕的效果會比較顯著。**

保濕產品裡面添加的油脂，可以分成四大類：礦物油、合成油、動物或植物油、擬表皮細胞間油脂，這四大類油脂，各有各的優點，各有各的強項，產品裡面只要含油脂，對皮膚的保濕、潤滑都有幫忙。所以不管產品油脂的來源是是椰子、乳油木、榛果樹，或者馬、綿羊、鴯鶓，只要不造成皮膚過敏或刺激，對皮膚乾燥誘發的冬季癢，都會改善。

重要的不只是選油脂含量高的保濕劑，更重要的是，保濕劑使用的次數與數量，一定要足夠才有用，所以不論使用哪種保濕劑，大面積、一天多次勤擦，才能讓冬季癢控制得宜。

🔳 有沒有醫師推薦用油？

有！那就是你皮膚正常生理的油！健康的皮膚，有一定比例的表皮細胞間油脂，表皮細胞間油脂的成分，目前已經知道是由神經醯胺、膽固醇、脂肪酸約略以 3：1：1 的比例組成，然而，神經醯胺有十幾種，膽固醇也因為結合的脂肪酸不同，可以衍生出非常多種變化，脂肪酸更有長短鏈、支鏈、雙鍵、功能基等千百種型態，要做出一模一樣的正常皮膚表皮細胞間油脂，到現在為止，還是辦不到。

　　所以如何減少自己皮膚正常生理的油脂散失，也是冬季癢的照護重點，請試用並選擇清潔力溫和的沐浴產品，洗完後不乾、不澀，甚至皮膚還會覺得滑滑的、有點洗不乾淨的那種感覺，這類產品比較適合冬季癢的皮膚。

　　其餘不管產品來源天不天然、泡沫細不細緻，都跟清潔力溫和不溫和，沒有絕對關係，沐浴產品是否溫和，要看產品的成分與濃度或者直接洗看看，才能感覺得出來。

　　除此之外，**洗澡的水溫不要太高、洗澡的時間不要太久，不要用沐浴球、毛巾、刷子等的器具用力刷洗皮膚**，都可以減少自己皮膚油脂的散失，對改善冬季癢都有幫助。

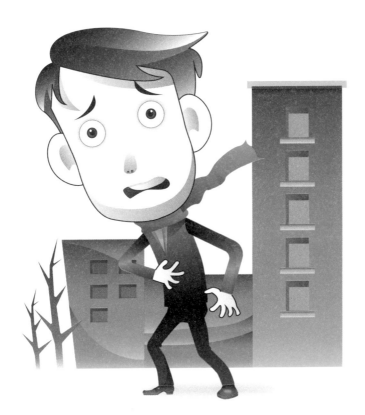

▲冬天氣候乾燥容易好發冬季癢

天氣冷，很多人喜歡泡個熱水澡，長時間浸泡在溫度高的熱水當中，會讓皮膚表面的水分散失更多，往往會惡化冬季癢。如果真的很喜歡泡澡，也請把泡澡的時間縮短、水溫降低，泡澡的當下不要添加任何清潔用品，像是泡泡浴、沐浴鹽等，且泡完澡立刻全身擦保濕劑，睡覺前記得再補充一次，才能減少泡澡對冬季癢的負面影響。

想要**預防冬季癢，建議在天氣開始變涼時，就勤擦保濕乳液，同時換用比較溫和的清潔產品，洗澡的水溫不要太高、時間縮短，**如果真的泡熱水澡，洗完後迅速大量補充保濕劑，假如皮膚真的癢起來了，不要一直抓，趕快請醫師開立一些外用藥膏，不要讓冬季癢的範圍擴大，才能防患於未然。

專科醫師的貼心叮嚀

冬季癢

- 是因為天氣變乾冷，讓皮膚乾燥，乾燥誘發癢感，抓了之後讓水分流失，皮膚破損更厲害，進而引起更嚴重的發炎。

- 好發在小腿，嚴重的冬季癢會看到紅色粗糙的皮疹，合併網狀脫屑。

- 不能只靠擦藥，減少皮膚油脂散失，勤擦保濕劑，才能真正緩解冬季癢。外用保濕劑含水也含油，最好要選擇油脂含量高的乳霜或是油膏比較適合。不論使用哪種保濕劑，大面積、一天多次勤擦，才能讓冬季癢控制得宜。

- 使用溫和的清潔產品，洗澡水溫降低、洗澡時間縮短，可以減少皮膚油脂散失。

第六章

有生命危險
的皮膚病

- 蜂窩性組織炎不小心恐致命
- 打過疫苗還會得水痘嗎？
- 藥物疹其實會致命？
- 皮膚有顆黑黑的是皮膚癌嗎？
- 天皰瘡與類天皰疹

第**41**堂

特定部位

無特定部位

蜂窩性組織炎不小心恐致命

偶爾就會聽到新聞這樣播報：「某人一向身體健康，有一天突然發現腿局部紅腫、合併發燒，經醫師診斷為蜂窩性組織炎，須住院治療。」到底什麼是蜂窩性組織炎呢？

➕ 蜂窩性組織炎是皮下組織廣泛性感染

　　皮膚病當中，**細菌感染屬於皮膚急症**，當細菌感染的範圍侷限在毛囊周圍時，我們叫**毛囊炎**，當感染的範圍擴及鄰近幾個毛囊時，我們叫**疔瘡**、或是**癰**，當感染的範圍又深又廣，深達脂肪層、皮下組織，範圍已經不再侷限在毛囊時，我們就叫**蜂窩性組織炎**。

　　蜂窩性組織炎的臨床症狀很鮮明，一部分皮膚出現紅、腫、熱、痛，不碰的時候隱隱作痛，碰到的時候痛得不得了，甚至合併發燒、全身倦怠等症狀，都是蜂窩性組織炎的表現。

　　雖然蜂窩性組織炎跟蜜蜂沒有關係，但是只要醫師講出「蜂窩性組織炎」這六個字時，大部分的患者都會十分擔心，可能就是因為這個病名實在太可怕，會讓人聯想到捅馬蜂窩的慘烈局面，因此，只要聽到診斷是蜂窩性組織炎，通常患者都會全力配合治療。

而實際上，蜂窩性組織炎如果不妥善治療，確實有可能誘發全身性的敗血症，甚至導致休克、死亡等嚴重後果，因此，會危及生命的皮膚病當中，最常見的，就是蜂窩性組織炎了。

📂 什麼人容易有蜂窩性組織炎？

蜂窩性組織炎屬於感染，大部分引發蜂窩性組織炎的病原，是日常生活就出現在你我皮膚上的細菌，其中又以最常聽到的**金黃色葡萄球菌、肺炎鏈球菌**為大宗，因此，衛生習慣不好，皮膚常常有傷口的人，或是本身免疫力低下，像是有自體免疫疾病、洗腎、肝硬化、長期服用類固醇、感染愛滋病毒的患者，很容易因為自己抵抗力不佳，而讓細菌容易趁虛而入。

值得注意的是，有些皮膚疾病或是習慣，也會是蜂窩性組織炎的候選人，有哪些疾病或是習慣呢？大約有以下四種類型。

◎香港腳或灰指甲

香港腳是黴菌感染到腳，灰指甲是黴菌感染到指甲，這兩種感染，都是慢慢的、逐漸進行的，很多時候根本不痛不癢，沒有症狀，頂多就是腳縫偶爾會癢、一直脫皮，或是指甲變顏色、厚度改變，所以會讓民眾輕忽這兩個病。

然而，一直不治療的香港腳或是灰指甲，等於你在腳上、指甲上幫黴菌造一個家，黴菌越長越多，家的根基越來越深厚，勢力越來越龐大，繁殖的黴菌會在腳底的皮膚、鄰近指甲的皮膚上面，製造很多的微小傷

口，等於幫細菌開很多小門，一旦遇到致病菌數量多、或是自己的白血球來不及清除，就讓細菌長驅直入，直接感染到皮下組織，引發蜂窩性組織炎。因此，很多沒有明顯傷口，卻在下肢反覆發生蜂窩性組織炎的患者，其實是因為香港腳、灰指甲一直沒有治療，才會種下病因。

因此我常常勸患者，趁著身體沒有什麼慢性病、內臟器官的機能都正常的時候，及早治療香港腳與灰指甲，不然年紀漸長，抵抗力一年一年變差，或是器官功能一年一年衰退，吃的慢性病藥越來越多，到時候想治療灰指甲，要考慮的面相更多更廣，就未必能如願。

◎不治療的濕疹

濕疹的皮膚，本來就是屏障缺損、偏敏感脆弱的膚質，如果濕疹不治療，一直抓，當然會製造出很多傷口，這些傷口不只會合併細菌感染變成蜂窩性組織炎，還會合併其他病毒伺機性感染，一定要非常注意。

在特定部位反覆發生的濕疹，搭配其他皮膚表徵及病史，醫師會診斷為**異位性皮膚炎；異位性皮膚炎的患者，本身就容易感染金黃色葡萄球菌**，所以不妥善治療的異位性皮膚炎，等於讓皮膚一直處於慢性發炎的狀態，加上抓癢製造出傷口，會讓濕疹的皮膚，併發感染的風險大大提高。

因此皮膚有會癢的病灶，請不要掉以輕心，及早請皮膚科醫師治療，讓皮膚趕快恢復健康，才能避免後續衍生出更複雜的疾病。

◎不擠不痛快的青春痘

皮膚癢就抓、臉上有痘痘就擠，似乎是人之常情，但是這些危險的習慣，其實就是讓你變成蜂窩性組織炎的最佳候選人！

青春痘本身就是毛囊發炎，青春痘的成因當中，痤瘡桿菌占了很重

要的因素，然而痤瘡桿菌很少引發蜂窩性組織炎，引發蜂窩性組織炎的細菌，絕大多數是來自你擠青春痘的手，即使你把手都洗得很乾淨，如果你使用消毒不全的器械擠痘痘，還是有可能誘發蜂窩性組織炎。

那如果手都洗得很乾淨，也用乾淨的器械擠痘痘，就不會誘發蜂窩性組織炎了嗎？錯！**擠痘痘時，如果施力的方向不對，讓富含細菌、皮脂、角質的分泌物擴散到周遭的皮下組織，就有可能誘發蜂窩性組織炎。**而臉部有眼睛、鼻子、嘴巴這些重要器官，一旦臉上有蜂窩性組織炎，不論患者本身或是醫師，都會非常小心，不要讓感染擴散到這些重要的五官，造成無法彌補的缺憾。

有青春痘，請找皮膚科醫師診治，不要自己亂擠，擠痘痘不會讓痘痘消失，反而會讓痘疤更嚴重！

◎泡湯泡水的表皮傷口

門診常常看到患者，本來手上一個小傷口，不以為意，覺得過幾天就會好，於是洗手、洗碗、洗衣服的時候不管它、種花的時候不管它、打掃環境的時候也不管它，結果本來一個小小的傷口，因為反覆碰水、清潔劑、環境中的髒汙，讓小傷口越來越嚴重，最後演變成紅腫熱痛的蜂窩性組織炎。

還有一些患者，可能在小腿、足部有小傷口，自己沒有留意，卻跑去溪邊泡水、海邊戲水、或是泡溫泉，讓小傷口一直暴露在充滿了各種細菌的環境中，等於在挑戰自己的白血球，是不是經得起這麼多細菌的輪番攻擊。

所以**皮膚有小傷口，請不要讓傷口泡裸湯，妥善包紮好傷口**，再從事日常生活的清潔與活動，不要等到傷口都感染了才想到要照顧它。

蜂窩性組織炎

- 是皮下組織廣泛性的細菌感染，嚴重的話可能會引起發燒、敗血症等有生命危險的嚴重併發症。皮膚出現紅、腫、熱、痛，不碰的時候隱隱作痛，碰到的時候痛得不得了，甚至合併發燒、全身倦怠等症狀，都是常見的臨床症狀。

- 皮膚常有傷口、有自體免疫疾病、洗腎、肝硬化、長期服用類固醇、感染愛滋病毒的患者，都容易罹患蜂窩性組織炎。

- 長年不治療的香港腳或灰指甲、不治療一直抓的濕疹或異位性皮膚炎、常常擠臉上青春痘、身上有小傷口卻不包紮，一直碰水或泡溫泉的人，也容易誘發蜂窩性組織炎。

- 有香港腳、灰指甲、濕疹或是癌症正在接受治療、服用抗排斥藥物、類固醇的患者，都要時時注意皮膚有沒有小傷口，如果有傷口，要妥善照顧傷口，及早治療讓傷口癒合，避免演變成蜂窩性組織炎。

打過疫苗還會得水痘嗎？

特定部位

無特定部位

打過水痘疫苗的人，不論身體是不是產生足夠量的抗體，在真正感染到水痘時，確實可以擁有對水痘病毒的有效保護力，所以身上的皮疹數量減少、合併發燒的比例降低、病程天數縮短，最重要的是，不會發生嚴重的神經學併發症。

下午診，媽媽帶著上小學的孩子前來看診。

「醫師你看，昨天晚上，我突然看到小孩子腿上長了好幾個包，我以為是蚊子咬的，沒想到早上翻開衣服一看，連身體都有，現在甚至連臉上都有，這是什麼？」媽媽一臉焦急的問我。

「他最近有沒有發燒？或是感冒的症狀？」我看了看皮疹，心裡有個底了。

「發燒，嗯～有喔！前幾天他有跟我說他不太舒服，我量他的體溫，38 度，不過發燒一天就好了，隔天就沒燒了！」

我仔細檢查了孩子的手掌、腳掌、咽喉、屁股、膝蓋，發現皮疹大多分布在軀幹及四肢，臉上零星幾個紅疹，我擔心的手掌、腳掌並沒有病灶，咽喉後壁也沒有潰瘍。

「他這是水痘喔！」我告訴媽媽我的診斷。

「水痘？怎麼會？他有打過疫苗了啊！」

🏥 打完疫苗後還會得水痘嗎？

打完水痘疫苗後還會得水痘嗎？答案是會！打完疫苗，並不表示不會得到這個疾病，而是在日後真正接觸到致病菌（毒）時，能夠在第一時間消滅病菌（毒），降低引起嚴重後遺症的機率。

舉個例子來說，我們準備考試時，通常都會參考考古題來準備，考古題雖然不會一模一樣，但是會被反覆命題的章節，就表示很重要、考試容易出題，打疫苗就很像是針對考古題準備，快速精準地讓我們的免疫細胞認識這個病毒，下次遇到病毒時，能夠很快的反應，即時分泌出抗體來對抗病毒。

但是，你有讀過考古題，就保證考到這個章節時，你一定會考一百分嗎？答案大家都知道，不一定！所以打過疫苗的人，雖然具備了抗體，但是遇到真正的病毒時，不代表能夠像什麼事都沒發生一樣，還是會有輕微的症狀。打過水痘疫苗的人，如果日後得到水痘，他們的症狀通常輕微，衍發成重症或是嚴重併發症的機率，也下降很多。

🏥 打過疫苗的人再得水痘，症狀是否不同？

沒有打過疫苗的人，如果第一次感染水痘，通常會有發燒、倦怠等全身性症狀，身上的皮疹數量也很驚人，水皰通常會超過一百顆、甚至到兩百顆之多。孩童感染水痘，其中有四千分之一的機率，可能會有神經學併發症，如腦膜炎、腦炎、脊髓炎等等。

打過疫苗的人，如果接觸到真正的水痘病毒而感染，合併發燒的比例很低，最常見的症狀是只有皮膚紅疹，而沒有像發燒、倦怠等全身症

狀。值得注意的是，打過疫苗的人即使得到水痘，並沒有人發生嚴重的神經學併發症，除此之外，打過疫苗的人得水痘，身上的皮疹數目也大幅減少。根據統計，全身的疹子大約只有 30 顆左右，而皮疹恢復的速度也很快，大部分患者的皮疹會在四天之內消退。

根據以上的統計資料，我們可以得到一個結論：**打過水痘疫苗的人，不論身體是不是產生足夠量的抗體，在真正感染到水痘時，確實可以擁有對水痘病毒的有效保護力**，所以身上的皮疹數量減少、合併發燒的比例降低、病程天數縮短，最重要的是，不會發生嚴重的神經學併發症。

水痘的皮疹該如何照顧？

不光是水痘的數量不同，打過疫苗的人，得到水痘時，身上皮疹的型態，其實也有細微的不同。

初次感染的水痘皮疹，幾乎每一個皮疹都會形成水皰，而且水皰長的晶瑩剔透、圓圓胖胖的，所以曾經有人用很詩意的一句話來形容水痘的水皰就像在玫瑰花瓣上的露珠，然而打過疫苗的水痘皮疹，則是紅色丘疹多、真正形成水皰的數量少，水皰的形狀，也沒有那麼美麗，它們內包的液體量較少，所以水皰看起來頭尖尖的，反而有點像青春痘的樣子。

然而，不論是否接種過疫苗，水痘的水皰，請不要弄破它，讓它自然的乾燥、脫落、癒合。弄破的水皰，日後容易留下一個圓盤狀的永久性凹疤，這種凹疤，往往需要雷射、手術等方法，才能淡化。

打過疫苗的人再得水痘，很常見的症狀就是「癢」，所以有時候醫師會開立止癢的藥膏或口服藥，來緩解癢的感覺，為的就是降低日後留下疤痕的機會。

⊞ 家中孩子得水痘，其他孩子被傳染的機會高嗎？

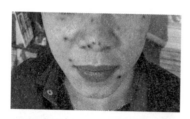

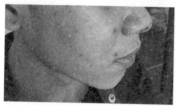

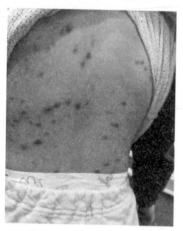

▲水痘會在臉上、身上長很多紅色的小水皰

如果家中有一名孩子得了水痘，其他同住的兄弟姊妹如果打過水痘疫苗，在接觸過病童四週之內，被傳染水痘而且發病的機會，大約是 20 ％；即使他們真的被傳染了水痘，他們的症狀，也跟第一位得水痘的孩子一樣，皮疹數量少、病程天數短、不會合併嚴重併發症。

在台灣，民國九十二年一月一日以後出生的孩童，只要有按表操課，就應該施打過公費水痘疫苗，所以家中成員如果已經打過水痘疫苗，可以不必過度擔心。

反而是九十二年以前出生的爸爸媽媽們，如果不確定小時候有沒有得過水痘，最好在被傳染前，自行前往醫療院所施打水痘疫苗，因為成人得水痘，產生併發症如肺炎、腦炎的比例，比孩童高出許多。

如果不確定自己是否曾經得過水痘，只要去醫院抽血驗水痘抗體的濃度即可，或是經過醫師評估後，直接接種水痘疫苗，就能安全有效的得到對抗水痘的抗體。最後提醒大家，水痘的傳染力很高，身上有可疑的病灶，請儘速就醫，不要拖延。

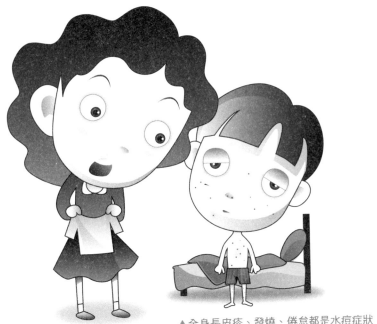

▲全身長皮疹、發燒、倦怠都是水痘症狀

專科醫師的貼心叮嚀

水痘

- 打過水痘疫苗，表示身體對水痘病毒有抵抗力，但是不表示就不會得到水痘。

- 若感染水痘，比起沒打過疫苗的人，身上的皮疹數量較少、合併發燒的比例降低、病程天數縮短、不會發生嚴重的神經學併發症。

- 水痘的水皰請不要弄破它，讓它自然的乾燥、脫落、癒合。弄破的水皰容易留下永久性凹疤。

- 家中有一名孩子得了水痘，其他同住的孩子，如果打過水痘疫苗，被傳染的機會約為 20%；如果同住的孩子也被傳染，他們的症狀通常比較輕微。

第43堂

藥物疹其實會致命？

吃到同一種藥在身體固定的地方起紅疹，如果持續使用誘發的藥物，還會有更多新皮疹出現。過幾天如果沒繼續吃該樣藥物，藥物疹會慢慢變的暗沉，最後留下咖啡色的色素沉積，像這樣因為藥物造成的特定部位皮疹，我們稱為固定性藥物疹。

早上門診，一位60出頭的阿婆，手上長了一塊圓圓的、裡面紫色、外面紅色的疹子，外觀看起來呈現橢圓形。阿婆常常因為痠痛，需要吃到止痛藥，每次吃止痛藥，就會有類似的皮疹產生，然而阿婆並沒有把止痛藥跟皮疹聯想在一起，一直到來看診時，我問她：「阿婆！你最近有吃什麼藥？」

「高血壓的藥天天吃啊！」阿婆這樣回答。

「高血壓的藥，最近有換過嗎？」我問阿婆，阿婆搖搖頭，顯然不是已經吃了好多年的高血壓藥造成的。

「除了高血壓的藥，還有沒有在吃其他的藥？」經過一旁家人的提醒，阿婆這才想起來，偶爾肌肉痠痛的時候，會吃一些止痛藥。這下子真相大白了，阿婆的皮疹，是**藥物造成的皮疹，我們稱為藥物疹。**

更精確一點的說法，這個是固定性藥物疹，英文叫做 Fixed drug eruption，特徵就是吃到同一種藥，就會在身體固定的地方起紅疹。每次吃到，舊的地方就會紅起來，如果持續使用誘發的藥物，還會有更

多新的皮疹出現。過了幾天，如果
沒繼續吃到該樣藥物，藥物疹會慢
慢變的暗沉，最後留下咖啡色的色
素沉積。

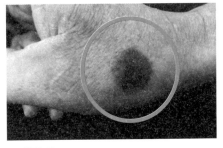

▲藥物疹

🔲 為什麼會有固定性藥物疹？

　　吃到藥物多久後會產生固定性藥物疹？每個人的狀況不盡相同，根
據研究顯示，吃到誘發的藥物，短則半小時，慢則半天，皮膚就會有變化。
固定性藥物疹很有趣的一點，是只要吃到一樣的藥物，皮疹就會在固定
的部位出現，屢試不爽。

　　至於有哪些藥物容易造成固定性藥物疹？其實被報告過引起固定性
藥物疹的藥品，有多達一百多種，常見容易造成固定性藥物疹的藥有：
止痛藥（Ibuprofen、Naproxen)、**抗生素中的磺胺類藥物**（Sulfonamide）、
四環黴素（Tetracycline）等等。

🔲 哪些部位好發固定性藥物疹？

　　其實身上任何部位都可能會發生固定性藥物疹，比較常被報告的則
是在生殖器、肛門周圍，有些患者也會有口腔的病灶。

　　在相安無事的階段，也就是皮疹只留下淡淡的色素沉積時，通常不
會有癢或痛的症狀。然而在急性發作期，皮疹常常會有刺刺的、灼熱的
感覺，有些厲害的固定性藥物疹，甚至會在病灶中間形成水皰，或者有
全身性的症狀像是疲倦、發燒等。

如何確診是藥物造成的皮疹呢？

　　要確定診斷，是某樣藥物導致固定性藥物疹，最可信又簡單的方法，就是再吃一次那樣藥物，如果皮疹又如預期出現，那因果關係就可以確定。

　　不過藥物疹，有的輕微、有的嚴重，嚴重的藥物疹，是會有生命危險的，當然就不建議用再吃一次這種方法來確診，如果你懷疑身上有藥物疹的變化，還是要請皮膚科醫師診治，與醫師討論可行的方法來確認。

　　其餘可以嘗試的方法有：**貼膚測試**，把藥品塗在之前發過疹子的皮膚上，觀察 24 - 72 小時，同時記錄皮膚的變化，約有一半的患者，貼膚測試會有陽性反應。

有哪些藥物疹會有生命危險呢？

　　皮膚病裡面最讓患者、醫師傷腦筋的，就是全身起水皰，而有一種很嚴重的藥物疹，會讓患者全身起水皰，甚至會讓嘴巴大範圍破皮、眼睛紅腫、生殖器周圍破皮糜爛，還會合併發燒、喉嚨痛、全身倦怠等症狀，這種會有生命危險的藥物疹，病名是：**史蒂芬斯‧強森症候群**。

　　這種有生命危險的藥物疹，皮疹的樣子很有特色，起初可能是一塊一塊平平的紅斑，在幾天之內，紅斑會突起，皮疹中間顏色變深，開始起水皰，最後水皰一直擴散、破裂，變成大範圍破皮，嘴唇、口腔也會開始大範圍破皮，造成吞嚥困難，除此之外，眼睛、咽喉、尿道、肛門、甚至全身的內臟都會受到影響。

　　當全身破皮的面積超過一定程度時，這種藥物疹就變成了**毒性表皮溶解症**（Toxic Epidermal Necrolysis），毒性表皮溶解症的致死率很高，根據統計，約有高達百 30％到 50％的死亡率，可以說是最嚴重的藥物疹。

➕ 什麼藥物會造成史蒂芬斯・強森症候群呢？

其實有兩百多種藥物，都曾有報告指出會引發史蒂芬斯・強森症候群，其中，又以痛風用藥、抗癲癇用藥、抗生素、消炎止痛藥等，最常被認為會引起史蒂芬斯・強森症候群。而會造成史蒂芬斯・強森症候群的藥物，通常都是在連續吃藥一週到三週之後，才會開始顯現出藥物疹的症狀。

提醒大家，如果身上長出紅疹、同時又有喉嚨痛、多發性嘴巴破皮，要有警覺，請儘速找皮膚科醫師診治。史蒂芬斯・強森症候群最重要的治療原則，就是停用造成藥物疹的藥，早期介入治療，讓傷害降到最低。

專科醫師的貼心叮嚀

關於藥物疹

- 固定性藥物疹是吃到同一種藥物，就會在身體固定的地方起疹子的藥物疹。

- 全身都有可能產生固定性藥物疹，然而生殖器、肛門周圍、口腔等都是好發部位。常見誘發固定性藥物疹的藥物為：消炎止痛藥、抗生素。

- 史蒂芬斯・強森症候群、毒性表皮溶解症，是最嚴重的藥物疹，會讓全身多發性起水皰、破皮、發燒、嘴巴破皮、喉嚨痛，致死率很高。

- 常見誘發史蒂芬斯・強森症候群、毒性表皮溶解症的藥物有：痛風藥、抗癲癇藥、抗生素、消炎止痛藥等。

皮膚有顆黑黑的是皮膚癌嗎？

我一直以身為皮膚科醫師為榮，親朋好友們聚會時，只要大家聽到我是皮膚科醫師，免不了會開始指著臉上的小東西問我：「我這顆黑黑的是什麼？」皮膚因為看得到、摸得到，因此民眾容易自我觀察，今天一起來把臉上常見的黑黑小東西，簡單介紹一下。

📁 平平的是斑、凸凸的是痣

我們看皮膚長出的黑色小物，會先區分這個病灶是平的還是凸的，大體來說，摸起來平平的是斑，摸起來凸凸的是痣，不過這有例外。

先說斑，大部分的斑，表皮細胞沒有增生，而是色素增生，因此不會凸凸的，顯現在外就是黑黑的、平平的，然而斑的大小不一、顏色不一定、形狀也不一致。

為什麼一樣是斑，大小、顏色、形狀都不一定呢？因為光是斑，就可以根據色素沉積的位置再細分為曬斑、雀斑、肝斑，這其中有些斑，也會合併細胞增生，根據增生的細胞種類與深淺不同，可以再分為母斑、老人斑，有細胞增生的斑，外觀上才有可能凸凸的。

看到這裡，你是不是已經一頭霧水了，沒關係，即使是皮膚科醫師，用肉眼看，有時候也未必能分得清楚，因此皮膚科醫師會用第二隻眼睛：皮膚鏡，來觀察這些黑黑的小東西，藉由觀察色素分布的型態、排列的方式，以及有沒有合併其他的血管、角化，來區分這些斑。

📁 痣不一定是出生就有

相對於斑，痣是細胞增生，通常都會凸出皮膚表面，看起來就是一顆一顆凸凸的，痣的顏色可以是黑色、藍色、咖啡色，甚至可以是肉色。

根據增生的細胞位置不同，痣也可以再細分為交界痣、真皮內痣、先天性痣、複合痣。想必這些分類，一樣會讓你滿臉黑人問號，沒關係，針對身上的痣，請皮膚科醫師幫您檢查，就可以大致區分出來痣的深淺與種類。

值得注意的是，雖然出生的時候身上會長痣，然而大部分的痣，是後天才會長的，所以下次遇到皮膚科醫師跟你說**「你這顆是痣」**的時候，請不要很驚訝地覺得，為什麼這顆痣小時候沒有，長大才會有。

遇到皮膚長痣來求診，皮膚科醫師通常都會比斑更謹慎，因為痣是細胞增生，只要是增生性的疾病，我們都會把最糟糕的情況列入考慮：皮膚癌。

📁 早期切除就可以痊癒的皮膚癌

皮膚也會長癌症嗎？當然，皮膚是人體體積最大的器官，由**表皮**、

真皮、皮下組織這三大部分構成，這三大部分都有可能形成癌症，然而，最容易發現的，是從表皮層長出來的皮膚癌：**鱗狀細胞癌、基底細胞癌**。鱗狀細胞癌源自於表皮層的角質細胞，而基底細胞癌則是源自於表皮層的基底細胞，這兩種細胞在顯微鏡下的形狀不同，長在皮膚上的外觀也不同。

不論是鱗狀細胞癌或是基底細胞癌，**都跟紫外線有關**，因此容易長在臉上、耳朵、前胸、後背、手背這些常常會曬到太陽的地方。

初期的皮膚癌，一點也不起眼，小小一顆的不痛不癢，因此常常會被患者忽略，然而，訓練有素的皮膚科醫師，往往憑肉眼就會發現，某一顆小東西長得不太友善，再用皮膚鏡，做細部觀察。在皮膚鏡底下，醫師可以從色素分布的型態來判斷，這顆東西會不會是癌症；如果皮膚鏡下的表現很可疑，就會請病人接受皮膚切片或手術切除。

那民眾該如何早期發現有可能是皮膚癌的病灶呢？請你常常照鏡子！因為顏面是最容易有皮膚癌的部位，每天照鏡子仔細觀察臉上突起像痣的東西，有沒有大小、顏色、形狀的改變，會不會很容易流血，會不會一碰就破皮，這些都是皮膚癌有可能的早期變化，一旦有這些情形，請你不要遲疑，趕快找住家附近的皮膚科醫師診治，早期發現，早期切除，皮膚癌只要切除乾淨了，痊癒的機會很高。

✚ 沉默殺手──黑色素瘤

所有皮膚癌當中，發生率最低，死亡率卻最高的，就是**黑色素瘤**，堪稱是沉默的殺手。

　　黑色素瘤就是源自於黑色素細胞的惡性腫瘤，跟前面兩種皮膚癌（鱗狀細胞癌、基底細胞癌）不同的地方在於，亞洲人的黑色素瘤跟紫外線沒有關係，好發的部位也不同。黑色素瘤在亞洲人身上，容易長在手掌、腳掌、指甲下這些肢體末端的地方，初期的黑色素瘤，看起來不太起眼，有可能只是一塊黑斑，有可能是像一顆痣一樣的凸起，也有可能只是一條指甲上的黑線。

　　黑色素瘤根據部位不同，可能造成的原因也不同，黑色素瘤的危險因子有：家族中有人得過黑色素瘤、自己以前得過黑色素瘤、有特定的遺傳疾病等。

　　民眾在家可以先**自我觀察**，每個月拍照記錄一次長在這些部位的黑斑、痣，再放大比對，看看有沒有顏色、形狀、大小的改變，不論顏色變深變淺，形狀變圓變尖，大小是長高還是變胖，只要有變化，就請就近就醫，請皮膚科醫師用皮膚鏡檢查，皮膚鏡可以提供診斷參考，如果有必要，醫師會請您做皮膚切片，或是直接切除。

✚ 確實防曬避免長斑長癌

　　皮膚是我們每天都可以自我檢查的器官，因此很多疾病都可以在早期就觀察到變化，要避免長斑、長癌，最重要的不是吃什麼調整體質的健康食品，也不是擦什麼基礎保養的化妝水乳液，而是**確實防曬！**

　　市面上防曬乳垂手可得，只要是第三方通過檢測，證實具有防曬力的防曬乳，擦了不會過敏的，就可以使用。不只是臉上，男生的耳朵、後頸因為沒有頭髮覆蓋，也常常暴露在紫外線下，因此擦防曬，要臉上、耳朵、脖子一起擦，長時間戶外活動的人，前胸、手背，也要擦。

除了擦防曬乳之外，戴帽子、撐陽傘、戴口罩、穿長袖衣物，都能直接提供遮蔽的效果，減少日曬對皮膚的不良影響，也要記得一起實施。

防曬不是女人才要，長時間日曬的族群，不論男女，都要記得防曬，這才是有效預防皮膚長斑、長皺紋、長皮膚癌的最有效方法。

專科醫師的貼心叮嚀

關於皮膚癌

- 斑通常摸起來平平的，是色素增生；痣通常摸起來會凸凸的，是細胞增生。斑通常形狀、大小都不一樣，痣則大多是形狀對稱的圓球狀，大部分的痣，是後天才會長的，並不是一出生就有。

- 皮膚由表皮、真皮、皮下組織這三大部分構成，且都有可能形成癌症，最容易被發現的，是從表皮層長出來的鱗狀細胞癌，以及基底細胞癌。這兩種癌症，都跟紫外線有關，因此容易長在臉上、耳朵、前胸、後背、手背這些常常會曬到太陽的地方。

- 黑色素瘤就是源自於黑色素細胞的惡性腫瘤，是皮膚癌當中發生率最低，死亡率卻最高一種。

- 要避免長斑長癌，最重要就是確實防曬，出門記得擦防曬乳、戴帽子、撐陽傘、戴口罩、穿長袖衣物。另外，常常照鏡子，觀察臉上的痣有沒有大小、顏色的改變，及早發現皮膚癌的可能。

第45堂

天皰瘡與類天皰瘡

皮膚的外顯症狀中，最讓人擔心、恐慌的，應該就是「水皰」。水皰，是先有水才有皰，還是先有皰才有水？其實，是先有皰，也就是皮膚下層的破損，之後組織液累積，才會有水產生，變成一顆水皰。然而，當水皰的皮膚太過薄弱，無法對抗底下組織液的張力，而被撐破時，水皰看起來就是一整塊破皮。

　　水皰的原因很多，只要會讓皮膚下層破損的情況，都會讓皮膚形成水皰，因此燙傷會有水皰、凍傷也會有水皰，一直磨擦會起水皰、緊貼著皮膚的吸力過大也會起水皰。在所有起水皰的原因當中，內因性的水皰要比外因性的水皰，來的難處理許多。

什麼是內因性水皰

　　當引起皮膚破損的原因，不是外來因素，而是內在因素，也就自己身體讓皮膚破損，這個叫做**內因性水皰**；皮膚內因性水皰的發生，很大一部分是因為**自體免疫**。

　　什麼是自體免疫呢？就是原本應該保護我們的免疫細胞，突然錯亂了，把正常的組織當成外來物攻擊，傷害正常組織，引起功能

異常，甚至讓整個器官都衰竭，這個就是自體免疫疾病。

自體免疫水皰病，就是因為我們的白血球，誤以為皮膚是需要被攻擊的外來物而發動攻擊，引發免疫反應，造成表皮層裂解、組織液累積，最後形成水皰；內因性水皰，根據病因不同、皮膚裂解的位置不同，可以分成兩大類：**類天皰瘡與天皰瘡兩種**。

📋 類天皰瘡

類天皰瘡好發在老年人，特別是 70 歲、80 歲以上的老人，尤其是有些腦神經疾病像是中風、帕金森氏症的患者，特別容易有類天皰瘡。

類天皰瘡的外顯症狀，就是一顆一顆完整的水皰，水皰有大有小，大部分發病的皮膚外觀看起來好好的，不紅也不腫，卻突然發了好多水皰；水皰好發在軀幹或是四肢，而嘴唇、頭皮或生殖器卻很少產生水皰。

類天皰瘡雖然看起來很恐怖，皮膚莫名其妙長了很多水皰，不過這個病不難控制，吃藥、擦藥幾個月後，水皰就可以控制良好，甚至不再發生。

📋 天皰瘡

發炎性的皮膚病當中，會致命的不多，**天皰瘡**就是其中一種致死率高的疾病。**天皰瘡**是自體免疫造成，也就是自己的身體會製造出對抗表皮細胞的抗體，進而引起發炎反應。天皰瘡可能發生在任何年齡、任何種族，但是最常發在 30 歲到 60 歲之間的成年人身上。

天皰瘡跟類天皰瘡外觀上最大的不同，在於水皰形成的部位，也就是表皮裂解的位置，天皰瘡比較淺、類天皰瘡比較深，因此天皰瘡的水皰，剛形成不久就破掉了，來就醫的時候往往都是大範圍的破皮、表皮糜爛。除此之外，天皰瘡容易發生在黏膜部位像是嘴唇、口腔、肛門周圍，

這也是天皰瘡外顯症狀中跟類天皰瘡不一樣的地方。

　　除了外觀不同之外，天皰瘡的病程比類天皰瘡嚴重很多，發病初期需要大量類固醇或是免疫抑制劑來控制發炎，讓水皰停止出現。皮膚是保護我們身體最外層的器官，當表皮缺損時，環境中的細菌、黴菌、病毒，就會長驅直入，感染人體，因此天皰瘡的病人，因為皮膚缺損太多，很容易感染，治療時也要同時照顧傷口，一併治療感染。當病程控制好時，更要讓皮膚可以癒合，預防疤痕產生。

　　皮膚是人體體積最大的器官，由於看的到也摸的到，很多皮膚病可以在早期就被觀察到，甚至直接進行皮膚切片，用顯微鏡來觀察細胞的行為與組織學的變化，因此很多皮膚病，都需要仰賴皮膚切片來確定診斷；類天皰瘡與天皰瘡，通常需要做皮膚切片、抽血檢察來確定診斷。

　　水皰病屬於皮膚病中相對嚴重的疾病，一旦身上不名原因起水皰，請儘早找皮膚科醫師診治，早期治療。

專科醫師的貼心叮嚀

- **自體免疫水皰病**是自己身體去攻擊皮膚而造成水皰，這類疾病有：類天皰瘡和天皰瘡。

- **類天皰瘡**好發在 70 ～ 80 歲的老年人，軀幹、四肢產生多發性的水皰；類天皰瘡不難控制，通常幾個月的治療就可以讓疾病緩解。

- **天皰瘡**好發在 30 ～ 60 歲的成年人，天皰瘡會產生很淺的水皰，很容易破掉變成破皮、糜爛；天皰瘡的致死率高，病程不易控制。

- **類天皰瘡和天皰瘡**需要皮膚切片、抽血檢查來確定診斷，目前這兩個疾病都無法預防。

第七章

為什麼你的皮膚病 不會好？

- 為什麼你的手掌汗皰疹不會好？
- 為什麼你的腳掌汗皰疹不會好？
- 為什麼你的汗斑不會好？
- 燙傷處理錯誤，傷口怎麼也好不了！
- 為什麼玫瑰斑不會好？

第 46 堂

為什麼你的手掌汗皰疹不會好？

汗皰疹是一種好發在手掌、腳掌的水皰型濕疹，尤其是手指、腳趾側面，可以摸到或看到一整排的小水泡，發作的時候非常癢，水泡乾了之後會脫皮；反覆發作多次的汗皰疹，就會有的地方起水泡、有的地方脫皮；長年不會好的汗皰疹，會讓手指的皮膚變粗、變厚、甚至會有裂縫產生。

宥恩從嬰兒時期就有異位性皮膚炎，到現在國小三年級了，在規律的治療、勤擦乳液，以及媽媽悉心照顧下，她的皮膚狀況控制的不錯，發作頻率也降到兩、三個月才發作一次。

「游醫師，她這次發作好嚴重喔！我先幫她擦之前的藥三天了，都沒有比較好。」宥恩媽媽擔心的說著。

「來，我看看，這次的部位還是膝蓋和手肘嗎？」宥恩把雙手打開來給我看，一時之間，我嚇了一跳！只見她的手掌、手指，密密麻麻的密佈了好多好多的水皰，跟以往乾躁脫皮的疹子完全不同。

汗皰疹是一種**好發在手掌、腳掌的水皰型濕疹**，尤其是手指、腳趾側面，可以摸到或看到一整排的小水皰，發作的時候非常癢，水皰乾了之後會脫皮；反覆發作多次的汗皰疹，就會有的地方起水皰、有的地方脫皮；長年不會好的汗皰疹，會讓手指的皮膚變粗、變厚、甚

至會有裂縫產生。

「妳最近有碰到什麼刺激性的東西嗎？」我這樣問宥恩。宥恩想也沒想就直接搖頭，我知道自己問了一個笨問題，十歲的孩子，一整天手會摸到的東西，種類之豐富，孩子怎麼記得住。

「媽媽，妳最近有讓宥恩幫忙洗碗或洗衣服嗎？」

「怎麼可能？她每天有把功課寫完，還記得擦乳液，我就謝天謝地了，不會叫她洗碗！」雖然教養書有說「媽媽是最初的老師」，做家事可以教會孩子很多重要的事，不過當手部有濕疹、汗皰疹發作的時候，最好只做不會碰到水的家事。

🔲 手部汗皰疹通常跟接觸有關

「今天宥恩的手上是汗皰疹，這是一種厲害的急性過敏現象，通常需要吃藥才能改善，所以光是擦以前的藥，效果不好。」我一邊制式化的回答這些每天講到不用思考都可以脫口而出的答案，一邊仔細的想，這個年紀的孩子，容易碰到什麼刺激性的東西呢？

「宥恩，妳在學校有沒有負責打掃教室？會不會摸到漂白水？」

「老師知道我皮膚不好，都只有叫我擦窗戶而已。」宥恩搖搖頭這樣說。

「妳最近有沒有捏黏土？或是吹泡泡？」宥恩一樣搖搖頭。

「啊！～你最近有沒有玩那種在手上軟軟的、好像會流動的，可是又不會黏手的那個……史萊姆？」我突然想到這個前一陣子很流行的掌中玩具。宥恩突然抬起頭看著我，不說話，倒是一邊的弟弟在旁邊幫腔：「有！姐姐有玩！」

「我不是叫妳不要玩嗎？」一旁的媽媽立刻答腔。

「嗯！那個史萊姆，因為會用膠水製作，所以最好不要碰喔！」隱約知道應該快要有家庭戰爭了，我趕快出聲。

交待完用藥原則，我得意洋洋地覺得，自己真是個柯南，三兩句話就問出可能的誘發因子，不禁喜上眉梢。

➕ 擦了藥怎麼沒有好？

三天後，宥恩回診，我本以為她的手應該恢復到之前光滑的樣子，頂多合併一些脫屑，沒想到，媽媽一進門，就憂心的這樣說：

「游醫師，她這星期真的什麼東西都沒有亂摸，可是你看她的手！」

宥恩雙手一打開，我又嚇了一跳，上次的水泡不見了，可是並不是像我想的那樣變成乾掉的皮屑，而是一大堆小小的破皮密布在上次水皰的部位。

看到這種情形，我腦海中突然警鈴大作，這次宥恩發作的不單純只是汗皰疹，而是**合併了皰疹病毒感染的皰疹性濕疹**！開了抗病毒藥、以及外用藥之後，我叮嚀宥恩，不要抓以免病毒擴散到身體其他部位，務必規律吃藥完再回診。

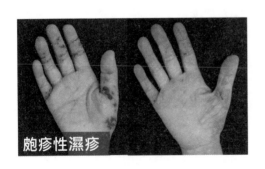

皰疹性濕疹

三天後宥恩回來，經過治療，果然雙手恢復了九成，只剩下一點點殘留的裂縫。

皰疹性濕疹，是濕疹的皮膚感染到皰疹病毒，雖然名字叫濕疹，其實恐怖的是躲在裡

面的皰疹，通常是因為已經存在的濕疹，讓皮膚表面出現很多小缺損，才會讓皰疹病毒有機可趁，經由這些皮膚的破損感染，造成很多小水皰、潰瘍、糜爛等等的症狀。

異位性皮膚炎的患者，本身對皰疹病毒的抵抗力就比較弱，再加上皮膚常常發炎，因此合併皰疹性濕疹的可能性，又比一般人高出許多。

➕ 容易跟汗皰疹搞混的皮膚疾病

除了皰疹性濕疹會躲在汗皰疹裡，有些好發在手掌的皮膚病，也容易跟汗皰疹混淆，常見的像是：膿皰性乾癬、多型性紅斑、手口足病等等。

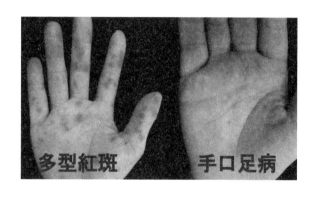

多型紅斑　　手口足病

這些手掌病變，乍看之下好像都一樣，其實仔細分辨會有不同，然而更重要的是，除了皮膚的病症之外，有經驗的皮膚科醫師，會同時檢查其他部位，以及詢問其他相關症狀、病史，這些資訊，對醫師而言，都是具有診斷價值的重要參考。

常常有人經由網路，沒頭沒尾的就丟了一張症狀照片問我：「這是不是ｘｘｘ？」撇開醫療行為不應該在網路上面進行不說，光一張照片就想要知道答案，往往我只能苦笑著說：「這可能要擲筊問神才知道！」

🔘 常見誘發手部汗皰疹的原因

發在手掌的汗皰疹，我們第一個會推測，跟手上接觸的東西有關，如果可以找到誘發的原因，不要再接觸到，汗皰疹就可以控制得很好；相反的，如果明明知道碰到這些東西會誘發汗皰疹，卻無法移除，一再的接觸，汗皰疹就會一波未平、一波又起。

常見誘發手掌汗皰疹的接觸型東西包括：洗碗精、洗衣精、浴廁清潔劑、強酸、強鹼、染髮劑、乳膠手套、香料、防腐劑、有機溶劑像是裝潢塗料、油漆等等，還有因為疫情的關係，很多人在手上反覆的噴酒精、漂白水、乾洗手，也都是讓汗皰疹不會好的重要因子。

如果你的汗皰疹總是一直來，好沒幾天又復發，建議你仔細檢視生活中、工作上，容易碰到什麼刺激性的物質，如果找的到原因，同時不再接觸到，汗皰疹通常就會控制得宜。

有些工作，像是清潔人員、餐飲業者、護理師、醫師、油漆工、水泥工，工作上一定避不開會碰到這些東西，我會請他們勤戴手套，同時勤擦護手霜，手套更換成低敏、無粉的材質，或是在防水手套裡面，再戴上一層棉質手套，一方面吸汗、一方面對不小心滲入的刺激物有個緩衝，都是讓汗皰疹安靜一點的有效做法。

🔘 汗皰疹跟飲食有關嗎？

只有很少部分的人，確定生活中、工作上都可以有效避開上述這些刺激性的物品，我才會請他們做飲食調整；根據醫學研究，飲食中含鎳量或是含鈷量太高，似乎跟汗皰疹有關，因此真的找不到原因、又一直

反覆發作，控制不好的汗皰疹，我會試著讓他們嘗試低鎳或是低鈷飲食。

　　低鎳飲食、低鈷飲食講起來簡單，實施起來卻會遇到很多問題，食物當中含鎳量多少算高？有沒有標準？其實目前醫學界沒有答案；有心想要實施低鎳飲食，努力搜尋食物中的鎳含量，也會發現含鎳量高的食物種類非常的多，而且沒有明確的規則，很容易忘記；就連我自己，對這些含鎳量高的食物，記得住的只有巧克力、堅果、部分海鮮、豆製品，即使勉強記住了，能不能確實執行，又是另一項考驗了。

專科醫師的貼心叮嚀

關於手部汗皰疹

反覆發作、難以控制、始終好不了的手部汗皰疹，請你仔細回想，一天當中，手部會反覆接觸的物品，徹底地避開這些成分，在這裡提供一些實行上的方法：

- 不徒手碰洗碗精、洗衣精、浴廁清潔劑、染髮劑、有機溶劑，真的要碰，務必戴上防水的手套，不要存有僥倖的心理，覺得只稍微洗一下，不用戴手套。

- 長時間需戴乳膠手套的人，可以在手套內部加戴一層棉質手套，可以吸汗、緩衝。

- 徒手種花、種草、修剪樹葉，預期會摸到很髒的東西像是搬家、搬貨、大掃除，即使手是乾的，也要戴上厚的布手套，如果覺得髒了，手套脫掉洗手，擦乾後再戴一副乾淨的手套。

為什麼你的腳掌汗皰疹不會好？

汗皰疹好發在手掌、腳掌，特別是足弓內側、腳趾頭側邊這些地方，最常見誘發汗皰疹的原因就是「接觸」引起，另一個也很常見的接觸性原因則是「流汗悶熱」！

　　志浩是個職業軍人，挺拔的身形、爽朗的笑容，在人群當中，你總是第一眼就會注意到他。「游醫師，我又來找你報到了！」志浩一坐下來，皺著眉頭這樣說。

　　「又發作了？」我看一下病歷，上面寫著：汗皰疹，左足，上次來看診的時間是一個月前。

　　「來！我看看！這次是哪一隻腳？」

　　「每次都是左腳，都是快要好的時候，又突然起水皰，然後就很癢很癢，我就知道又再來一次了。」志浩一邊脫下厚重的靴子、長到小腿一半的襪子，一邊這樣說。

　　「你知道是什麼原因讓汗皰疹發作嗎？」經我一問，志浩一臉茫然地搖搖頭。

➕ 汗皰疹的誘發原因大多是接觸引起

汗皰疹的真正學名叫做：水皰性濕疹，好發在手掌、腳掌，特別是足弓內側、腳趾頭側邊這些地方；和香港腳不同的地方，在於汗皰疹通常會在數週之後自己好，會好到完全沒有脫皮，就像什麼事也沒發生過那樣的好；而香港腳是黴菌感染到足部，如果沒有治療或是調整生活習慣，會歷經好幾個星期、好幾個月、甚至好幾年，都不會好。

最常見誘發汗皰疹的原因就是「接觸」。意思就是手掌或是腳掌碰到某些特定的物質，像是清潔劑、化學藥品、環境中的髒水等等，造成急性過敏性反應，變成水皰；另一個很常見的接觸性原因則是「流汗悶熱」！

「你最近還是常常行軍嗎？」志浩是職業軍人，常常需要行軍，白天出操的時間也不短，軍靴又厚又悶，腳丫子一整天都包在裡面，根本就是泡在汗水裡。

「白天有機會可以穿拖鞋嗎？」這種笨問題，我自己說了都覺得不好意思。

「等我當到連長的時候吧！」志浩倒是很務實地這樣回答我。

➕ 勤換鞋襪，盡量避免鞋襪穿整天

「那有可能中午的時候，換一雙乾的鞋子嗎？」

「我們一出操，中午不太可能回寢室，總不可能隨身背著一雙鞋子吧？除非回寢室，不然是沒有機會換鞋子的。」我想像著志浩脖子上吊著一雙鞋子，一邊跑操場，鞋子一邊在胸前晃蕩的樣子，那畫面還真的

不太得體。

「不能隨身背著鞋子，那至少可以帶雙乾淨的襪子，有空的時候換吧？」

「換襪子？」志浩一臉疑惑的看著我。

一天當中，如果可以只在必要的時候穿鞋襪，比如說上班族到了辦公室可以換成室內拖鞋、中午午休時換雙鞋襪，讓汗濕的腳稍微透氣一下，再重新穿著鞋襪，都可以減少足部悶熱的時間，對預防汗皰疹很有幫助。

如果不方便換鞋子，也可以只換襪子，在換襪子的當下，若可以用清水沖洗一下腳，是最好不過，如果環境不允許把腳伸高高的到洗手台上（這個動作非常考驗恥力），也可以拿濕紙巾或濕毛巾，把腳丫子從腳趾、腳縫、到腳底板通通擦拭一遍，晾乾之後，再穿上乾淨的襪子，對汗皰疹的預防，也一樣有效。

「換襪子！嗯！這倒可以試試看！」志浩的頭頂彷彿長了電燈泡一樣，突然亮了起來。

➕ 為什麼穿了洞洞鞋還會發汗皰疹？

有些病人因為汗皰疹常常發作，索性把鞋子換成塑膠製的洞洞鞋，以為這樣通風良好，下雨也不會浸濕，汗皰疹就不會再發作，但是往往事與願違，即使一整天穿著涼鞋、洞洞鞋，汗皰疹卻還是找上門，這是為什麼呢？

市售的洞洞鞋，很多都是全塑膠材質，鞋底、鞋面都是塑膠，雖然鞋面挖了很多洞洞，很透氣，然而長時間行走，腳還是會出汗，塑膠材

質的鞋底，完全沒有吸汗緩衝的空間，腳掌出汗了，汗水還是直接接觸在腳掌上，雖然比球鞋好些，卻還是不能完全阻絕環境接觸的影響。

通常這種塑膠材質的洞洞鞋，在下雨的當下可以穿，到了室內我會建議把塑膠鞋脫掉，接觸腳底的鞋面換成比如布或皮革材質的鞋子，可以稍微吸附汗水；真的要在室內穿洞洞鞋，可以穿雙薄襪子，吸附汗水，如果覺得腳丫子黏黏的，還是需要洗個腳，或擦個腳，換雙乾的襪子，再繼續一天的活動。

➕ 汗皰疹好發族群與原因

除了長時間需要穿著鞋襪的工作之外，有些職業類別，也很容易有汗皰疹；像是清潔人員，常常會碰觸到清潔劑；洗車人員一天可能大部分的工作時間腳都是濕的；菜市場的攤商，即使穿著雨鞋，也常常會鞋裡鞋外都是濕的；家庭主婦雖然在家裡清潔不會穿著鞋襪，但是拖地板、洗廁所的時候，常常腳會沾到清潔劑，這些都是汗皰疹好發的族群。

正在就讀國中、高中的青少年，也是汗皰疹常見族群，他們常常早上上學、下午補習，回到家才有機會把鞋子脫下來，一整天穿著鞋襪的時間超過十個小時，偶爾有體育課，更是汗如雨下，上完體育課，腳繼續包著，光是流汗悶住就可能誘發汗皰疹了，更可怕的，是下雨天！

下雨天如果不小心鞋子濕了，去到了學校不能更換成涼鞋，腳就一整天都泡在濕透的鞋子裡，汗水、雨水一起密封，根本就是汗皰疹的最佳發源地！

除了這些接觸性的原因之外，一直反覆發在腳底的汗皰疹，要小心有可能是其他的皮膚疾病造成的，像是膿皰型乾癬、類天皰瘡，都會有

類似汗皰疹的症狀；少部分的汗皰疹患者，和飲食中含鎳量太高也有關係，這些其他的可能，就要患者跟皮膚科醫師，就每個人的病況分析、評估之後，才能有答案。

專科醫師的
貼心叮嚀

汗皰疹自我檢測

你的汗皰疹常常發作好不了嗎？趕快檢查一下有沒有這些原因，如果可以積極避免這些因素，或許你的汗皰疹就會不藥而癒了！

- 長時間穿著悶熱的鞋襪無法更換。
- 常常接觸到清潔劑、化學物質、或是腳泡在髒水裡。
- 長時間穿著塑膠鞋，缺乏吸汗緩衝的材質。

為什麼你的汗斑不會好？

汗濕的環境提供黴菌一個很好的生長環境，讓黴菌在皮膚上面生根茁壯，變成汗斑。黴菌這東西長在皮膚上，雖然不痛不癢的，可是治療速度很慢，所以你平常的生活習慣也要跟著調整，才會讓治療事半功倍。

建國是我的國小同學，想當消防員是他的夢想，後來如願考上了心目中的學校，畢業後分發回到家鄉當打火弟兄，終於圓了小時候的夢。我對他的印象，還停格在小學畢業典禮的時候，我們互相在畢業紀念冊上寫著當年很流行的祝福：百事可樂！

再見到他的時候，他早已不是小時候瘦小的模樣，壯碩的身材、宏亮的聲音，加上頭上幾絲白髮，他跟我一樣，都變成中年人了！

「游醫師，麻煩妳幫我看看，我後背上長了好幾顆像痘痘的東西，不痛不癢的，我自己都不知道，是我太太看到跟我說我才曉得。」他有點不好意思的翻開上衣，露出上背。

他的背上，長了好幾顆像痘痘的紅疹，乍看之下，真的很像背上長痘痘。

「你背上長的這個叫毛囊炎，其實就是痘痘長在身上，是因為常常流汗、潮濕悶熱造成的。」看了一眼之後，我這樣跟他說。

「背上的毛囊炎，治療需要吃藥跟擦藥，吃藥一星期就會改善很多，不過要記得，盡量維持患部乾爽，不要常常處於潮濕悶熱的狀態。」我接著這樣交代。

建國點點頭，靜靜地聽我解釋，等我說完，他抬起頭跟我說：

「對了，我肩膀這邊還有一些疹子，跟這些痘痘很不一樣，我也不知道是什麼，你可以再幫我看看嗎？」建國一邊說一邊翻開另一邊的衣領，露出左邊的肩膀。

他左邊的肩膀乍看之下沒怎樣，仔細看，可以看到肩膀上隱約有著白色一塊一塊、不太明顯的皮疹。我仔細看了一下他的肩膀，這些白色的斑塊，上面還有很細很小的脫屑。

「哎呀！你這個是汗斑！我再看一下你背上的疹子！」看到汗斑同時出現在他的身上，我不禁質疑起他背上毛囊炎的成因。

再看一眼他背上的痘痘後，我推翻了先前的診斷，汗斑加上這些毛囊炎，建國得到的，不是普通的毛囊炎，而是黴菌造成的毛囊炎！

🗂️ 黴菌毛囊炎

毛囊炎，就是人體的毛囊發炎，通常會發生在容易流汗、悶熱的部位像是背上、頭部、會陰部位等等，造成毛囊炎的原因，最常見的是細菌；少數的情況，會讓黴菌比細菌還要猖獗，除了在皮膚表層感染變成汗斑之外，還有可能侵犯到毛囊變成黴菌毛囊炎。

「建國，你這個是黴菌造成的毛囊炎，跟一般的毛囊炎是細菌造成的原因不同，通常有毛囊炎的人，第一次發作大多是細菌為主，只有在某些特殊情形下，黴菌才會坐大，取代細菌變成黴菌毛囊炎。你在這次

發作之前，是不是有擦過其他的藥膏？」我這樣問建國。

「擦其他的藥……有喔！」經我提醒之後，建國突然恍然大悟。

汗斑→
←黴菌毛囊炎

「我們消防員，出勤務的時候常常都很熱，衣服常常流汗流到都濕透了，偶爾就會這裡紅、那裡癢的，局裡面也有一些同事們的藥膏，我偶爾就會拿來擦。」建國有點不好意思地這樣說。

「怪不得你會一開始就長黴菌毛囊炎，原來如此，不過即使是黴菌造成的，還是可以治療，只是治療的時間會比細菌長，通常要吃藥兩個星期到一個月左右，不過治療之後，你的汗斑跟毛囊炎，都會一起好！」我這樣跟建國解釋。

汗斑跟黴菌毛囊炎的致病原因相同

汗斑，雖然名字有個「汗」，其實並不是流汗造成的，而是流汗之後身體潮濕悶熱，汗濕的環境提供黴菌一個很好的生長環境，讓黴菌在皮膚上面生根茁壯，變成汗斑。

汗斑通常沒有症狀，好發在常流汗的地方像是背部、胸部、頸部這些部位；造成汗斑的黴菌，會讓色素脫失，導致被感染的部位，呈現出紅、白、咖啡等等不同的顏色，在皮膚白的地方看起來紅紅的，在皮膚黑的地方看起來白白的，也因此它有另外一個別名：**變色糠疹**，或是**花斑癬**，

就是因為看起來花花的、顏色很多變。

如果造成汗斑的黴菌繼續在皮膚增生繁殖（有些藥膏反而會成為黴菌生長的溫床），甚至沿著毛囊開口長到毛囊裡面，讓整顆毛囊都變成黴菌的家，就變成**黴菌毛囊炎了，黴菌毛囊炎的好發部位也跟汗斑很類似，前胸、後背、甚至手臂、臉上，都有可能長黴菌毛囊炎。**

汗斑、黴菌毛囊炎光擦藥效果不好，需要合併口服抗黴菌藥才能徹底治療，而且不論是汗斑，或是黴菌毛囊炎，雖然吃藥擦藥有效，但是效果往往沒有細菌毛囊炎來的快，往往需要二至四週左右的治療，才能讓寄生在皮膚跟毛囊的黴菌被連根拔起。

「建國，我跟你說，黴菌這種東西長在皮膚上，雖然不痛不癢的，可是治療速度很慢，因為黴菌就像雜草一樣，斬草要除根，不然春風吹又生，所以你平常的生活習慣也要跟著調整，才會讓治療事半功倍。平常只要稍微覺得流汗，不是那種全身溼答答的流汗，而是只要覺得身體有點悶悶黏黏的，摸一下背部有點汗濕，最好就換件衣服起來，而且要穿純棉會吸汗的貼身衣服。」我這樣告訴建國。

「游醫師，你放心，這個我會！我都穿排汗衫，即使流汗，衣服一下就乾了，所以衣服不會濕濕黏黏的在身上。」建國很有信心的這樣回答。

「排汗衫……嗯，最好不要耶！」

➕ 貼身衣物純棉最好

「為什麼不能穿排汗衫呢？」建國一臉疑惑的問我。

排汗衫雖然流汗之後乾的快，衣服不會濕濕的黏在身上，但是**排汗**

衫不具備吸汗的功用，所以汗水都是在皮膚上面乾掉的，乾掉的汗水，會製造出黴菌、細菌很喜歡的環境，等於助長了毛囊炎！

「排汗衫不能穿啊？純棉的衣服我雖然有，可是濕濕的真的很不舒服，我也不可能一直換衣服啊！」

「如果真的要穿排汗衫，那就請你要適時地擦拭身體，最好用濕毛巾把流汗的部位擦拭一遍，利用濕毛巾幫皮膚適度的清潔，營造出對黴菌不友善的環境，這樣黴菌就不容易一直滋長而演變成毛囊炎了！」

聽我這樣解釋之後，建國滿意的點點頭，結束了這次的門診兼同學會。

專科醫師的貼心叮嚀

關於汗斑及毛囊炎

汗斑是一種黴菌感染，這種黴菌平常就在我們的日常環境中，黴菌在皮膚過度孳生會造成表皮黴菌感染、甚至毛囊炎，除了正確診斷、妥善治療之外，要注意下面幾點，才不會讓這些黴菌春風吹又生。

- 未經醫師診斷，不隨便擦外用止癢藥膏、濕疹藥膏。
- 容易流汗的人，請穿著純棉的貼身衣物，純棉衣物吸汗後會濕，濕掉就把衣服換掉。
- 吸濕排汗衣穿起來雖然覺得乾爽，但是汗水都在皮膚上面乾掉，反而對黴菌生長有利。
- 真的要穿吸濕排汗衣，請常用濕毛巾擦拭流汗過的身體。

第49堂

燙傷處理錯誤，
傷口怎麼也好不了！

燙傷是常見小意外，處理傷口時要記住，傷口一定要包紮，若有水皰，不要第一時間就弄破，且人工皮只能使用在沒有感染的傷口。不要踏入燙傷照顧的誤區，才能讓燙傷來得快也去得快！

　　剛滿二十歲的小丹家住雲林，兩年前自己來高雄讀大學，小丹一直在我們診所治療痘痘，對談時得知，上進的她，除了平常上課之外，大三開始，放學沒課的時候就去餐廳打工，一方面賺點零用錢減輕家裡的負擔，二方面磨練自己的社會經驗。一向開朗的她，今天走進診間的腳步卻一拐一拐的，讓我大吃一驚。

　　「怎麼了？今天走路怪怪的？」沒等小丹坐下，我就先問她。

　　「游醫師，前幾天我燙傷了，我以為小傷不要緊，怎麼知道，這幾天燙傷的地方越來越痛，今天連走路都會痛。」小丹露出痛苦的表情這樣描述。

　　等她拉起褲管，我才發現，她的小腿外側，有好幾個破掉的水皰，周圍的組織又紅又腫，即使輕輕碰觸，也會引發劇烈疼痛。

　　「你的傷口感染了！今天我會開一些抗生素跟消炎藥給你吃，除了吃藥之外，傷口要好好照顧，出門一定要包紮起來才行。」

「醫師，請問傷口一定要包嗎？我媽媽說傷口不能包，不然不會收口，這是對的嗎？」

➕ 燙傷處理第一誤區：傷口不用包才乾的快

很多人一直有個錯誤的觀念，覺得流湯流水的傷口不能包，要讓傷口風乾才會收口的快。

其實這是倒果為因的錯誤觀念，我們的皮膚最主要的功用是保護，健康的皮膚可以防水，讓外來的水分進不來，也讓體內的水分出不去。當皮膚破損時，這層防水保護層就被破壞了，因此會有組織液外滲、甚至滲血的情形；當**傷口的環境良好，沒有感染、髒污的情況下，皮膚會逐漸修復、慢慢癒合，等到皮膚長好了，才不會再有滲出液**，所以是**皮膚長好了才收口，而不是傷口風乾收口。**

堅持風乾、暴露在外不包紮的傷口，等於讓已經受傷的皮膚，直接暴露在環境中，我們每天生活的環境中有各種細菌、病毒，還有灰塵、棉絮、衣物等等汙染來源，讓傷口直接接觸這麼多外來刺激，其實是在挑戰自己皮膚的極限，白白增加傷口感染的風險，對傷口癒合，其實一點幫助也沒有！

更嚴重的是，有些人誤以為傷口上面的血塊、痂皮，摸起來乾乾的，就是傷口好了已經收口了，不但不包紮傷口，也不清潔傷口，讓一層一層的血塊、藥膏、乾掉的組織液堆疊在傷口上面，最後不但傷口好不了，還因為累積了太多外來物，而讓傷口演變成細菌感染，小丹的傷口就是這樣。

「皮膚受傷了，就要包紮起來，用紗布或 OK 繃都可以，特別是出

門的時候，一定要包紮起來保護傷口，乾淨沒有感染、沒有太多外來物堆積的傷口，才會好得快！」我一邊幫小丹清潔傷口，一邊這樣教她。

⊞ 燙傷處理第二誤區：以為人工皮是萬能的敷料

「游醫師，我宿舍有人工皮，我的傷口可不可以貼人工皮呢？」小丹這樣問我。

「人工皮現在不能用喔！」我張大眼睛看著她，使勁地搖搖頭。

人工皮的成分有很多種，市面上最常見的人工皮，真正的學名叫做：Hydrocolloid Dressing，這是一種吸水度高、可透氣的敷料，藉由吸水讓傷口保濕，來加速傷口癒合；人工皮一般有厚度，貼在傷口上也有保護傷口、減輕疼痛的效果。

人工皮就像是直接幫破損的皮膚補好一層人造的皮，使用上很方便，撕下來直接貼在傷口上就好，不須再黏紙膠帶；人工皮會吸收組織液，減少換藥次數；吸收了滲液的人工皮也不會讓傷口黏在敷料上，不論是換藥或是貼著的時候，都能減輕疼痛，雖然擁有這麼多的優點，但是人工皮有個使用禁忌：感染！

有感染的傷口，包在密封的敷料下，不論濕度、溫度，都剛剛好是細菌孳生的溫床，因此正在感染的傷口，如果使用人工皮，會讓感染惡化，所以**有感染疑慮的傷口，不能使用人工皮**！至於傷口到底有沒有感染，這個需要專業的醫師判斷，因此傷口到底能不能用人工皮，最好在醫師建議下再使用，以免弄巧成拙。

「原來人工皮使用有這些注意的地方啊！我第一天燙傷那天就貼了人工皮，結果撕下來的時候水皰就破了，我還以為是好事！」

「第一天水皰就破了？」我再問了小丹一次，她點點頭。

「那你又犯了燙傷照護的第三個誤區：太早弄破水皰！」

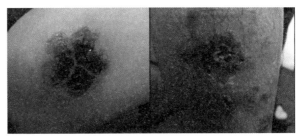

● 骯髒的傷口　　　　● 感染的傷口

📁 燙傷處理第三誤區：急著弄破水皰

當燙傷的深度達到真皮層時，我們稱為二度灼傷，二度灼傷通常都會形成水皰，水皰會形成是因為受傷的皮膚會讓血流增加、組織液增加，當組織液累積在表皮層與真皮層中間時，就會形成水皰。

水皰的皮，其實就是原本正常的表皮層，如果保存得好，不但可以**保護下面已經受傷的皮膚，達到防水、防菌的作用，還可以減輕傷口暴露的疼痛**，除非不得已，其實**不要輕易地把燙傷的水皰弄破**。

但是當水皰太大會干擾到正常活動，或是水皰正好在容易摩擦的部位，為了避免不經意的摩擦造成水皰破裂而引發感染，這時候醫師可能會視情況，把水皰戳個小洞，同時把裡面的液體引流出來，但是第一時間保存水皰皮，其實對燙傷的傷口而言很重要。

過了幾天之後，當傷口慢慢復原時，為了避免阻礙新的表皮新生，水皰皮終究是要移除掉，至於什麼時候適合移除水皰皮、什麼時候要引流水皰，這都要看傷口實際情形，交給醫師來決定。

小丹的燙傷，在吃完藥、以及妥善的照顧傷口幾天之後，就恢復得很快，藉由這次的經驗，她學會了好幾個照顧燙傷的要點，燙傷雖然小，

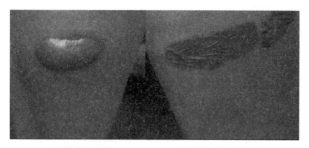

● 完整的水皰　　　● 破掉但乾淨的水皰

但是如果進了誤區，用錯誤的方法照顧，可是會出亂子的。

燙傷是很常見的小意外，請你要好好記住，第一，如果有水皰，不要第一時間就弄破，第二，傷口一定要包紮，第三，人工皮只能使用在沒有感染的傷口，不要踏入燙傷照顧的誤區，才會讓燙傷來的快也去得快！

專科醫師的貼心叮嚀

燙傷傷口處理，這樣做才正確！

- 傷口一定要包紮，保護傷口乾淨無感染，才會好得快！

- 正在感染的傷口，若使用人工皮，反而會讓感染惡化，所以有感染疑慮的傷口，切勿使用！

- 水皰其實可保護已經受傷的皮膚，達到防水、防菌的作用，還可以減輕傷口暴露的疼痛，除非不得已，請不要輕易地把燙傷的水皰弄破。

第**50**堂

為什麼玫瑰斑好不了？

玫瑰斑是一種臉上發紅的皮膚病，內感症狀是灼熱、乾燥、脫皮、搔癢、甚至刺痛，臉上乾到做表情都會緊繃，不管怎麼勤擦乳液都還是覺得乾！玫瑰斑的患者除了接受治療外，記得檢視日常生活，告別誘發原因，才能徹底改善問題。

🔳 總是滿臉通紅，玫瑰斑讓人好困擾！

　　玫瑰斑（又稱酒糟）是一種臉上發紅的皮膚病，典型的發紅部位在臉上突出的部位像是鼻子、臉頰、下巴，讓人想藏也藏不住，因為外顯症狀明顯，玫瑰斑雖然不會致命，卻困擾著非常多的男男女女，不論是常被誤會成害羞臉紅造成社交困擾，或是被警察誤以為酒駕而被臨檢，都是玫瑰斑患者的難言之隱。

　　除了外觀之外，玫瑰斑的內感症狀則是灼熱、乾燥、脫皮、搔癢、甚至刺痛，臉上乾到做表情都會緊繃，不管怎麼勤擦乳液都還是覺得乾，痛苦的是，想降溫洗臉，連碰到清水都會覺得刺刺癢癢的，根本不敢用洗面乳；想擦乳液保濕，乳液才剛下去還沒吸收，臉上所有的毛孔都在尖叫，甚至一擦就紅，讓人不擦很乾，擦了又痛，進退兩難。

　　玫瑰斑是一種慢性、反覆性的皮膚發炎性疾病，除了正確診斷、

妥善治療之外，很多玫瑰斑的患者，都會覺得很洩氣，好不容易吃藥、擦藥控制好了，停藥沒多久，臉上又開始泛紅了，這時候，請你檢視一下你的日常生活，是不是一直接觸到誘發因子？玫瑰斑的患者要勤擦保濕，但是有些保養習慣、特定的保濕成分反而會使玫瑰斑惡化，到底是哪些原因，讓你的玫瑰斑都不會好呢？這裡一次幫你說清楚、講明白。

玫瑰斑要控制好，請你身體力行斷、捨、離。

➕ 斷開誘發因子，遠離高溫和太陽

玫瑰斑有很多誘發因子，最常見的就是「曬太陽」。太陽光中的熱會讓血管擴張，紫外線會誘發一系列的發炎反應，也會加重玫瑰斑，除了太陽之外，很悶熱的天氣、吃辣的、喝酒、喝熱湯熱飲、吃烤肉，這些**高溫的環境**，也是常見的誘發因子，學會辨認這些生活中的誘發因子，避免踩到地雷，是與玫瑰斑和平相處第一要件。美國玫瑰斑協會針對一千多位玫瑰斑的患者進行調查，統計出容易誘發玫瑰斑的前十四大因素，分成環境、飲食、習慣、心理等四大範圍，整理如下。

玫瑰斑誘發因子	環境	因素	報告比例
		曬太陽	81%
		熱天氣	75%
		潮濕	57%
		冷天氣	44%

	飲食	因素	報告比例
		喝酒	52%
		吃辣	45%
		熱飲	36%
		醃漬肉品	10%
		乳製品	8%

習慣	因素	報告比例
	劇烈運動	56%
	泡溫泉	51%
	特定保養品	41%

心理	因素	報告比例
	情緒壓力	79%

然而，上述的圖表畢竟是美國人的資料，到底什麼因素才會誘發你的玫瑰斑，因人而異，這個問題不是問醫師，而是問你自己！

該怎樣找出自己玫瑰斑的誘發因子呢？其實你可試試寫個「**玫瑰斑日記**」，盡量記錄當天的細節、膚況、使用的藥品或保養品，連續幾個月，慢慢地你就會發現，什麼天氣容易讓你的玫瑰斑惡化、什麼食物可能要減少攝取、什麼活動容易讓你臉紅，避開這些坑、少踩這些雷，玫瑰斑就會離你越來越遠。

玫瑰斑日記範本如下：

玫瑰斑日記

日期：

年

月

日

1. 今天暴露在外的天氣是
□陽光　□大風　□多雲　□潮濕
□熱　　□冷　　□溫和　□乾

2. 今天的飲食
□辣　　名稱　　　　　　　□酒　　名稱
□熱飲　名稱　　　　　　　□其他　名稱

3. 今天從事的活動
□情緒壓力　描述　　　　　□劇烈運動　描述
□熱水澡　　描述　　　　　□其他　　　描述

4. 今天臉上用的產品

5. 今天有吃藥或擦藥
□吃藥　名稱　　　　　　　□擦藥　名稱

6. 今天臉上的玫瑰斑
□沒發作
□有發作
　□紅　□丘疹　□膿皰　□其他

7. 備註

🗂️ 捨棄繁複保養，少即是多

很多玫瑰斑的患者，因為臉上常常又乾又脫皮，因此非常注重保濕，保濕對玫瑰斑的患者確實很重要，然而，很多患者不知道，太過複雜的保養程序，一道又一道的保濕程序、一層又一層的保養品，往往也是誘發玫瑰斑的元凶！

玫瑰斑保濕請記住「少即是多」，很多玫瑰斑的患者，覺得臉上很乾，開始猛擦保養品，選保養品的時候又不喜歡太油的保濕品，結果擦了一大堆效能類似的保養品，卻始終達不到鎖水保濕的基本需求，最恐怖的是，越多樣產品，表示成分越複雜，擦一罐化妝水裡面可能有 15 種成分，加一瓶清爽的乳液加上 28 種成分，再來一罐精華液增加黏稠感，再加 45 種成分，最後疊上清爽的凝乳再加 32 種成分，短短五分鐘內，就在臉上加了 120 種化學物質，健康皮膚的人都可能因此過敏了，何況是敏感的玫瑰斑患者？

因此玫瑰斑的患者，不要害怕使用油脂含量高的面霜，如果擦乳液無法保濕，你再疊上透明的保濕凝膠、精華液、凍膜，也都無法提供皮膚需要的油脂，只是做白工罷了。花錢事小，傷膚事大！

還有一個很重要的因素，會讓玫瑰斑的患者覺得臉上超級乾，不論怎麼勤擦保濕都沒用，皮膚都還是覺得很乾，其實這是因為玫瑰斑的病程沒有得到控制，皮膚底下正在發炎，正在發炎的皮膚，就像沒爆發的火山，裡面熊熊烈火一直燒，外面不論如何潑水都無法有效降溫。因此有玫瑰斑的患者，如果覺得最近膚況突然變得很差，平常習慣的保濕產品，最近怎麼擦都沒有用，這時候，請你不要再往臉上添加各種保濕品了，先尋求皮膚科醫師的協助，趕快讓玫瑰斑緩解，皮下的火滅了，表皮自然不會再乾。

🏥 離開地雷成分，避開香料與刺激性成分

　　玫瑰斑患者在選擇保養品時要格外小心，有很多經常會添加在保養品中的成分，都會誘發玫瑰斑發作，像是很多化妝水，為了增加清涼感，常常會添加酒精（alcohol, ethanol），酒精會溶解細胞間脂質，破壞皮膚屏障，也是常見的接觸性過敏原之一。其次，很多保養品為了讓使用時的感覺更好，或是為了掩蓋原料的氣味，常常會添加香料（fragrance）來增加香氣，然而，香料是保養品中最容易導致過敏的成分，所以**選用保養品時，請盡量選擇無香料的配方，來降低擦到地雷保養品的機率。**

　　很多朋友覺得，玫瑰斑的患者既然容易過敏，保養品就應該選擇純天然、或是純有機的，是不是就能避免誘發玫瑰斑呢？

　　錯！要知道天然不天然，與過敏不過敏，是沒有關係的！打個比方來說，純天然的植物「咬人貓」，一碰到就會引起皮膚發炎，但是咬人貓保證是純天然的，所以不是純天然就不會過敏；而純有機的更是一種迷思，所謂有機栽培，是指在植物栽種過程或是採收前夕，不使用農藥，或是人工合成肥料，會引起過敏是植物本身，不論栽種方法有機不有機，會引起過敏的還是會引起過敏啊！這就像你對花生過敏，難道吃有機栽種的花生就不會過敏嗎？

　　除了酒精、香料外，玫瑰斑的患者還要避免使用一些比較刺激性的成分像是果酸、杏仁酸（glycolic acid, alpha-hydroxy acids, AHA），因為這些酸類都會造成表皮裂解，破壞皮膚屏障，而讓玫瑰斑敏感的皮膚更形惡化！此外，薄荷醇（camphor, menthol）會增加清涼感，有些宣稱止癢效果的保養品中也會添加，然而，玫瑰斑的患者皮膚屏障受損，就像皮膚有幾千幾百個微小的小洞，如果使用了含薄荷醇的成分來止癢，癢感可能沒了，取而代之的是灼熱感、刺激感，其實更難受！

以上講解了容易讓玫瑰斑誘發的環境因素、保養習慣、以及保養品成分，玫瑰斑如果要好，除了急性期配合醫囑吃藥、擦藥外，請你天天身體力行斷捨離，才能日半功倍，早日脫離臉紅一族！

專科醫師的貼心叮嚀

控制玫瑰斑，就要力行斷、捨、離！

- 斷開誘發因子，遠離太陽和高溫環境。
- 捨棄繁複保養，保養品用得多不如用得對。
- 離開地雷成分，選擇無酒料、無香料、無刺激配方。

Dr. Me 健康系列 HD0164X

癢、痛、感染　STOP！
皮膚專科醫師傳授 50 堂健康課

《癢、痛、感染　ＳＴＯＰ！皮膚專科醫師傳授 45 堂健康課》 **暢銷增訂版**

作　　者／游懿聖
選　　書／林小鈴
主　　編／梁瀞文

行銷經理／王維君
業務經理／羅越華
總 編 輯／林小鈴
發 行 人／何飛鵬
出　　版／原水文化
　　　　　台北市民生東路二段 141 號 8 樓
　　　　　電話：（02）2500-7008　傳真：（02）2502-7676
　　　　　網址：http://citeh2o.pixnet.net/blog　　E-mail：H2O@cite.com.tw
發　　行／英屬蓋曼群島商家庭傳媒股份有限公司城邦分公司
　　　　　台北市中山區民生東路二段 141 號 2 樓
　　　　　書虫客服服務專線：02-25007718；25007719
　　　　　24 小時傳真專線：02-25001990；25001991
　　　　　服務時間：週一至週五上午 09:30 ～ 12:00；下午 13:30 ～ 17:00
　　　　　讀者服務信箱：service@readingclub.com.tw
劃撥帳號／19863813；戶名：書虫股份有限公司
香港發行／城邦（香港）出版集團有限公司
　　　　　香港灣仔駱克道 193 號東超商業中心 1 樓
　　　　　電話：852-25086231　傳真：852-25789337
　　　　　電郵：hkcite@biznetvigator.com
馬新發行／城邦（馬新）出版集團
　　　　　41, Jalan Radin Anum, Bandar Baru Sri Petaling,
　　　　　57000 Kuala Lumpur, Malaysia.
　　　　　電話：603-9057-8822　傳真：603-9057-6622
　　　　　電郵：cite@cite.com.my

美術設計／鄭子瑀
內頁繪圖／黃建中
攝　　影／水草攝影工作室
製版印刷／卡樂彩色製版印刷有限公司
初　　版／2019 年 7 月 4 日
增訂 1 版／2023 年 12 月 14 日
定　　價／480 元
ＩＳＢＮ／978-626-7268-72-8

城邦讀書花園
www.cite.com.tw

國家圖書館出版品預行編目資料

癢、痛、感染　ＳＴＯＰ！皮膚專科醫師傳授 50
堂健康課 / 游懿聖著 . -- 增訂一版 . -- 臺北
　市 : 原水文化出版 : 英屬蓋曼群島商家庭傳媒
　股份有限公司城邦分公司發行，　2023.12
　　面；　公分 . -- (Dr.Me 健康系列 ; HD0164X)
　ISBN 978-626-7268-72-8(平裝)

1.CST: 皮膚科　　2.CST: 保健常識

415.7　　　　　　　　　　　　112020194